増補版
複製義歯
慣れた義歯こそ高齢者の求める義歯

著　濱田泰三
　　市川哲雄

永末書店

刊行にあたり
－慣れた義歯こそ高齢者の求める義歯－

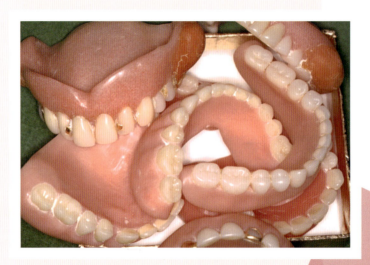

同じ患者さんのためこんだ、満足できない義歯。新しく義歯を作るときに古い義歯をよく観察し、患者さんの意見を聞けばこんな繰り返しは減るだろう。すでに受け入れられている部分は尊重し、新しい義歯づくりに活かしたいものだ。

　複製義歯の有用性を発表したのが 1980 年。当時の学界環境では勇気がいった。
　総義歯を必要とされる多くの方は高齢で、新しい環境に慣れるのに時間がかかったり、慣れるのが難しいところから、高齢に伴う避けがたい順応能力の低下を克服するために、いかにこの「慣れ」を活かすか。この一点を強調するために『複製義歯－義歯と慣れ－』を発表したが、当時はいわゆる高齢化社会の入り口であったことから、まだ実感されない方もいただろうし、加えて、複製という言葉のネガティブイメージもあったりして、義歯の臨床の正道という評価ではなかったかもしれない。
　しかしあれから 37 年の歳月が経った。この間に、高齢化は急速に進み、義歯の患者さんは高齢となり、更には８０２０の達成者が伸びていることからもわかるように、若年者の義歯使用者は減る一方で、義歯使用者は高齢者に絞られてきた（外傷や他の理由による義歯使用者は除く）。この間にも、途切れることなく複製義歯関連の著書も出ているし、今でも、積極的に複製義歯の有用性を説いてる方もいる。
　従来通りの教科書の理論・方法に加えて、今の患者さんにあった考え方の導入は急務である。義歯使用者の多くが要介護者になると見込まれるとき、義歯に慣れろといっても通用しない。

患者さんに合わせるしかないだろう。

　1980年の発表以来、考え方や、方法に何も変えるところは見当たらない。そのこと自体は喜ばしいことかむしろ悩むくらいだが、とにかく、使用材料ですらそのままだ。その間にあって、歯科界の大きな進歩としてデジタル化があり、アナログ的な複製義歯のあり方も、CAD/CAMで行うことや、歯科診療室から出て訪問診療の現場でのニーズが出てきた。

　そこで、まず、義歯は患者さんに合わせることの実践をするために、さらには、要介護者などのように、義歯製作過程での指示に対して協力的だとは限らない状況下での義歯のあり方に対して本小著を問うこととした。慣れた義歯こそが重要であることや、アナログ的な複製義歯のあり方を発表して以来その本質が変わらないこと、このことが時代の洗礼を受けてますます複製義歯の考え方の信頼性を保証するものだから、あえてそれらの部分は当時の原稿を再掲載している。そして、37年前にはレアであったが、今後は主流になると思われる訪問診療の現場や、デジタル化の部分は新たに書き加えた。

　義歯作りは患者さんとやり取りをしながら、床縁や、咬合高径や、人工歯排列などを決めていく。いろいろな計測は義歯の最終決定にあたっての補助的なものであって、最終的には患者さんの受け入れる状況を再現してこその義歯であった。要介護の方との義歯製作過程で、患者さんと術者の間で、受け入れられるのかそうでないのかなどのやり取りができなかったり、不十分なときは、生理機能検査をもとに決めると言っても、そのような状況下での検査そのものの信頼性が得られない。このような状況下では、それまでやりとりもできていただろう頃に作った、さらには患者さんの要望も取り入れられているであろう義歯を基準に、再現していくことのほうこそが一番本人に合うものに近い状況だろう。

　アナログ的な複製義歯の作り方よりも、CAD/CAMで複製義歯ができれば省力化につながる。複製義歯の活用方法は多岐にわたるが、多くは仮の用途か、咬座印象などの短期的な使用だから、今の材料強度で十分であろう。

　この復刻増補版では、複製義歯の有用性を理解し、さらに活用するために、初版時と今も変わらぬところは復刻とし、今日的なデジタル化に合わせたCAD/CAMによる複製義歯の活用と、急増してきている訪問診療時の複製義歯の有用性を、徳島大学の市川哲雄教授とそのスタッフの執筆により追加することとした。

2017年10月

濱田泰三

広島大学名誉教授、元東北大学教授

日本義歯ケア学会理事長

初版本"まえがき"より

　1980年に『複製義歯の考え方と臨床応用』『治療用義歯から新義歯への移行』を発表したところ、臨床の先生方より反響があり、関連の"COPY FLASK"（トーワ技研）も製作・市販されている。その後も類似の論文がでたり、かつ5年間以上が経ち、私自身の臨床ではほとんどのケースで、この考え方、術式を何らかの型で応用している。そこでここに、今一度、"義歯と慣れ"という立場から、複製義歯の役割を取り上げるとともに、多くの症例で併用する、軟質裏装材、機能印象材、組織調整材、暫間裏装材についても本術式のなかで重要な役割をするため、触れてみたい。義歯裏装材については、数多くの製品があるが、必ずしも正しい使用法が実行されているとは言いがたい。また製品の物性としても、臨床の立場から捉えにくい面もある。

　現義歯の改善点のいくつかは見抜き得ても、次に"何がベストか"となると、なかなか明確な方針はでない。咬合様式1つ取っても、何がベストかはわかりにくい。**本法はあくまで現在よりは少しでも、間違いなく良く、効率よく実施するための一助であり、他のことについては先人の域を越えるものではない。**出版物が多く、本書中でも、教科書と同じ義歯製作の項などは極力、省略し、むしろ情報の不足している部分を述べるとともに、**"慣れ"の概念とその取り扱い、複製義歯、治療用義歯を用いて仮着、その経過を追跡、そして義歯完成という一連の実際的術式を示し、理論よりも個体差の存在を当然のこととして認め、試行錯誤型の義歯製作の方法を紹介する。**整然とした理論と、それに準拠した術式、それによる義歯完成と患者へのサービスは我々の1つの目標であり、夢であることに変わりはない。しかし現論と生体、個体差にあまりにギャップがあるのならば、個体差を前提に考え、むしろ理論なんかあとで追いかけるか、極論すれば無くてもよい。現実的には幾多の考え方は、それぞれ1つのガイドラインとして症例ごとに軌道修正の一助になればよいのではなかろうか。たぶん1つの理論を作り上げるときにかなりの取捨選択があったはずであり、いったんそのような理論づけができたからといっても、それにすべてが縛られることこそ無理というものではなかろうか。

　咬合高径1つとっても、患者がちょうど良いという高さは、それはunacceptableな（高過ぎたり低過ぎたりした）ものがacceptableな幅（許容できる高さ）のなかに入ったことを示すだけで、もっと良い位置があるか否かまで確かめずに、臨床では実施していることが多いのではなかろうか。**複製義歯の方法は、診療行為を点として捉えるのではなく、時間の概念を含んだ情報を理解するうえでもその具体的な方法として優れている。**チェアーサイドのみで得られる情報には限度がある。患者も自然でないこともあるし、生活のなかでの動きを再現できない。洋服を作るとき、単に体の計測から得られる情報よりも、永らく着古した洋服からは、服地の伸びている部分、縫い糸の引っぱられている部分、そうでない部分、その人の動き、癖まで読みとることが可能であろう。義

歯の試適それは仮縫いと似ており、一応チェックはできるが、あちこちに留め針があればそろそろとぎこちなく試着するように「ワックスですから強くかまないで下さい」などと言われれば、当然不自然な試適となることは避けられないだろう。

　ベストを目指しながらベストか否かわからないことも多い。不確実なところにいたずらに手を加えて、ますますわからなくしたり、偶然良い状態になることを期待するよりも、はっきりと改善できるところから手をつけよう。この積み重ねが確実で一番早い。"複製義歯"はこの具体的な一方法といえよう。

　症例報告のなかには、同じ理念のもとに、わずかに使用材料の違い、取り上げ方の力点の違いなどで全く別個に発表されているものが多い。引用したり、比較検討することも少ない（補綴の症例報告では引用文献が不備なことが多い。ただ自分の経験として図説しているものが多い）。科学論文では、先人の業績を引用しつつ、自己の主張と比較していく。したがって、成書1つをみても、それがすべて原著者のデータではなく多くは引用である。

　本書をまとめながら、文献として集めたものをみるとき、かくも多くの類似の報告論文があるかと思うほどある。　もし、これを科学論文のような扱いをすれば、同じものの出版は不用となろう（本書もその範隔に入るかもしれない）。個々には引用のものにも優れているものがあると思いつつ、しかし、症例でのスライドの引用には、それがマナーにのっとった引用でも抵抗があり、きわめて類似のものを載せることの無駄や意義を自問しながら、結局、本書の大部分を私個人の症例でまかなった。

　根本概念がしっかりしておれば、臨床におけるあることがらに対処する方法、とくに小手先レベルにおいては、千差万別、まさにケースバイケースと考えられる。「義歯と慣れ」を取り扱うにあたっても、本書以外の適切な症例もあることが推察されるが、著者の体験に限度があることをお断りしたい。また、本書がアトラス的性格を有するため、まとめるにあたり単元ごとに、区別しにくい症例、項目が一部重複していることもある。また、一部の項目は詳しくそのテクニックを記載したが、従来の成書におけるテクニックの重要さは、本書でもなんら変わることはなく、概念プラス技術の重要性の具象として挿入したものである。現義歯は口腔内で十分であれ十分とまではいかないまでも適応したり、した部分があるわけで、**現義歯を通じて送られてくる患者さんからの情報を見極め、その良いところを再現し、適応能力の低下した患者の負担を軽くしようという「複製」の意図が理解いただければ幸いである。**

1986年2月　濱田泰三

目 次

刊行にあたり		2
初版本"まえがき"より		4

第1章　患者の希望する義歯 　　　　　濱田泰三　8

1. 患者の希望する義歯とは	8

第2章　患者の不満と現義歯の診査 　　　濱田泰三　10

1. 現義歯をたたき台に	10
1 義歯の維持、安定の不足、不満	10
2 当たりがあって痛い（義歯性線維腫、褥瘡性潰瘍など）	10
3 かめない	10
4 話しにくい	11
5 感覚的な不満	11
6 審美性	11
7 その他	11

第3章　口腔内外の診査 　　　　　　　濱田泰三　14

1. 床下粘膜	14
2. 筋と動き	15
3. 骨組織	16
4. 顎位	17
5. 顔貌	17

第4章　現義歯の利用 　　　　　　　　濱田泰三　20

1. 床の更新（リベース）	20
2. 床の一部更新（リライン）	20
3. 人工歯の更新	27
4. 咬合面再形成	28
5. 治療用義歯	29
6. 現義歯を印象用トレーとして使う	32
7. 現義歯の改造	33
1 現義歯をそのまま部分的に使用	33
2 形状の部分的活用	33
8. 複製するか否か	33

第5章　複製義歯の意義 　　　　　　　濱田泰三　34

第6章　複製義歯の変遷 　　　　　　　　　　　37

1. 歴史的変遷　その1（〜1986年）	濱田泰三	37
2. 歴史的変遷　その2（1987年〜）	渡邉　恵	41

第7章　義歯の複製法 　　　　　　　　　　　44

1. フラスクを用いる方法	44

1 現義歯をそのまま複製する場合	濱田泰三	44
2 現義歯をあくまで新義歯作製のガイドとする場合	濱田泰三	44
※症例C	永尾　寛、渡邉　恵、津村希望	55
2. デジタル技術を用いる方法		60
1 複製義歯製作のためのデジタル技術とは	石田雄一、市川哲雄	60
2 複製義歯製作のための印象をとるには	石田雄一、市川哲雄	63
3 複製義歯の製作方法	石田雄一、市川哲雄	64
4 デジタル技術で義歯を複製する長所と短所	松田　岳、市川哲雄	65
5 デジタル技術での複製義歯の材料	松田　岳、市川哲雄	67
6 製作時の精度	市川哲雄、倉橋宏輔	68
7 審美性	市川哲雄、倉橋宏輔	70
8 形態修正をするには	市川哲雄、倉橋宏輔	73

第8章　複製義歯を用いた義歯治療の実際
濱田泰三　76

1. 複製義歯の多様性	76
2. スペアー義歯としての活用	77
3. 暫間義歯としての活用	77
4. 治療用義歯から最終義歯への活用	78
1 治療用義歯をそのまま引き続き使えない理由	78
2 治療用義歯をそのまま新義歯に置換しなくてはならないか	78
5. 義歯製作のためのトレー、バイトリム、ガイドなど	80
1 義歯製作の実際例	81
6. 部分床義歯としての応用	97
7. 顎補綴における応用	101
8. 義歯をもたない無歯顎患者	112
1 教科書的に平均値を参考に作製	112
2 追加補綴、補修による仮義歯	113
3 即日、仮義歯を製作	113
4 義歯作製のメリットとデメリット	113

第9章　訪問歯科診療における複製義歯の活用
永尾　寛　115

1. 訪問歯科診療の重要性	115
2. 訪問歯科診療の実際	117
3. 訪問歯科診療における義歯治療	118
4. 複製義歯による製作法の活用	119

第10章　複製義歯のメインテナンス
濱田泰三　121

1. 用途に応じたメインテナンス	121
初版本"おわりに"より	122
文献	123
著者一覧	127

1 患者の希望する義歯

1 患者の希望する義歯とは

「生体に調和した義歯」と「慣れた義歯」は同じだろうか？　また「慣れた義歯」は本当に良いのか？「慣れた義歯」はまず使用者にとって「楽」である。「楽」なことは良いことにちがいないがベストか？　あるいはベストなんてわからなくても、限りなくベストに近いものか？

ズボンや靴では、初め多くの場合、ややきつく、使用につれて合ってくる。ヒップは少しでっぱり、ひざもでてくる。しかし楽である。靴は甲のところが広くなり、踵もゆるんでくる。しかし、初めからぴったりなものが、使用につれて、だめにならないか？　しかし、きついとき我慢できるか？

ケースバイケースで、物により、物性により、使用する人の耐久力により、順応性により異なる。入れ歯は伸びたりしないし、そのものの変化は少ない（磨耗などもっと長いサイクルでの変化は認める）。

靴やズボンでは不都合があっても、口腔に比して、鈍感である。しかし口腔の機能としては、わずかな高さ、ひろがりも、いずれは慣れるかもしれないが、その間、我慢できない。

義歯を例にとってみれば、

① 慣れた義歯
② 慣らす義歯
③ 慣れない義歯
④ 慣れる義歯

などがある。

①慣れた義歯は長く使ってきたもので、材質の疲労、劣化はあっても、患者には、こよなく愛着のあるものである。ではなぜ、歯科医院を訪れたかといえば、どこかが、著しく不都合になったためである。患者は、その部分のみを、簡単に応急修理して、他はさわらないで欲しいと願っている。患者の言いなりで良いか？　それとも、押しつけが良いか？　ともに否である。「患者の慣れ」は尊重しつつ、物性の劣化や、改善すべきところは指摘すべきである。義歯を作るとき、前のものや現義歯より悪くなるなら、あるいは改善する自信、保障がなければ手をつけるべきではない。なぜなら再製したら現義歯にかなわないこともある。そこでだれがみても、必ず改善すべき1、2カ所をまず手がける。

慣れた義歯の肯定としてたとえば林ら（1979、1981）は、咬合面再形成、粘膜面再形成の論文を発表している。使用材料の劣化を補ったり、生体の変化分のみ、しかも明瞭な咬合面のみ、ある

いは粘膜面のみを改善するもので、他のところは、そのまま使うものである。改床などもこの範疇に入るだろう。鯵坂ら（1986）、太田（1986）は、患者の満足している義歯が必ずしも義歯の理論と一致していないことが多いことを指摘し、義歯製作にあたり義歯使用者の意見を尊重することの重要性を述べている。

②慣らす義歯は、治療用義歯などで、現在明らかな（あるいは自信をもっていえる、あるいは患者の特殊性を確かめ、明らかな）不都合があるため、その環境を変えるため、たとえば、咬合高径を変えたり、リップサポート（lip support）を変えたりする義歯で、当初は患者は慣れないため違和感を訴えるが、徐々に当初の症状などもとれてくるものである。しかし、しばしば、不都合な義歯が、患者のせいにされ、無理に慣らすことを強いられた義歯に出会うことは残念なことである。

③慣れない義歯は、義歯の禁忌とでもいえるもので、義歯の特性上、相入れない条件下に、義歯を作らざるを得ないケースである。たとえば、義歯は一種の装具であり、その取り扱いには、患者の協力が必要であるにもかかわらず、知能障害などを有する患者などでそれが不可のとき、あるいは oral dyskinesia なども、通常想定されるような義歯患者としてのゴール設定は無理である。全身疾患を伴うものも、しばしば歯科的、"入れ歯"的アプローチでは不可である。ここに現在までの歯科治療の限界を感じるが、ただこのようなとき、患者によく説明し、患者の無思慮な期待感を現実へ戻し、納得してもらうことはできるし、それが唯一の対応かもしれない。脳性麻痺患者や脳卒中患者さらに認知症患者での補綴治療の困難性は、やはり、ゴール設定から考え直すべきである。

④慣れる義歯は患者のうけ入れられる範囲が広い場合に多く、順応性の高い人にみられる。「慣れ」の中には、肉体的な、主に筋の順応のみならず、心理的なものや、他のものも含めて考える必要がある。

旧・現義歯を複製することは、そこに蓄積された長期間の情報を取り出し、「慣れ」を考慮して患者の順応性と駆け引きをすることである。

旧・現義歯を使用するなり、参考にするなり、複製して使用するとき、その評価こそが大切である。全くもって参考にならないものはないと思うが、一方、現存のものにとらわれてかえって適正な判断を失することもあるので注意しておく必要がある。

慣れの良さは、まず"楽"なことであるが、慣れそのものの理論的裏付けは、必ずしも十分ではない。経験的には、順応、適応の能力として認めるが、科学的な証明のあるものばかりでもない。

また、慣れの減少は旧→新の過渡期にスポットをあててみているが、そこのみに注目して良いのか。一般に何らかの変化を与えれば、当初一過性に機能は低下するが、あとで、生体側も新しい環境に順応したとき、むしろ "higher performance" を示すこともある。患者の中には「慣らす」なんてとても我慢できないと決め込んでいる。そこで少数歯残存のケースなどで、混合負担か粘膜負担が無難なケースでも「高松ブリッジ」なるところへ人が集まる。装着直後の違和感は、いわゆる歯牙負担の良さで少ないだろう。しかし、残存歯などの保存という考えからは程遠く、予後を考えれば自ずと選択ができるであろう。

ここらの判断が、「慣れた……」が一番か、「慣らす……」が一番かの選択の決め手となろう。

高齢者では、一般に順応力が低いと考えられている。しかし、本当か？　学習する気はあるだろうか？　いずれにしても「慣れ」そのものの評価を考え、総合的に判断したい。

2 患者の不満と現義歯の診査

1 現義歯をたたき台に

　義歯の製作を希望して来院してくる患者のうち特に総義歯の患者で、それまで全く義歯経験がない人はまれである。部分床義歯に追加補綴するなりしていけば、ほとんどの症例で義歯を保有している。患者の希望は「理想」を述べるものから、現義歯を一つの基準として改善を述べるものが多い。ときには、比較困難な友人の義歯を参考に希望を述べるものもある。そこで新義歯製作にとりかかるにあたり、現義歯をよく診査し、患者の不満や希望となっている原因を探すことはそれほど困難なことではない。無歯顎患者の補綴処置にあたっては、よりどころとなる患者固有の生理機能などを基準に、各ステップを進めるが、現義歯を一つのたたき台としてみていくことも良い方法である。もちろん以下のような一般的な不満と原因の関係を知っていることも診査をより速くすると考えられる。個体差なども考慮に入れた上で、このようなチャートができあがることが望ましいが……。

1 義歯の維持、安定の不足、不満

1）床辺縁形態の不足が多いので機能的に床を延長する
2）ポストダムや辺縁封鎖をする
3）歯肉形態の改善、とくに上顎前歯部のリップサポートや下顎のリンガルポーチ（舌側の凹み）、フラビーガム対策

2 当たりがあって痛い（義歯性線維腫、褥瘡性潰瘍など）

1）過圧点の削除、床縁を正す
2）床下粘膜の歪みを正す（tissue conditioning ティッシュコンディショニング）
3）粘膜菲薄部をリリーフしたり、軟質材料を使う

3 かめない

1）咬合高径の適正化
2）水平的咬合位の適正化

3）咳合接触をできるだけ均等化する→咳合調整や咳合面再形成

4　話しにくい

1）排列の改善（パラトグラムや口腔内で試行錯誤）

2）舌房を広くする

5　感覚的な不満

一般的には試行錯誤で至適状態を見つける

1）床縁の再検討

2）薄くする（厚くするときもある）

3）材質の変更

4）後縁の設定、無口蓋など

6　審美性

試行錯誤で患者に説明し、希望を聞き、要するに納得してから進める

7　その他

1）患者の話は、思い違いや誇張もあるが、うそは少ない。患者の不満の原因を明確にできないときは、歯科医の力量不足と考え謙虚に対応する。しかし、とにかく患者は目のまえにいるわけで、原因が未明の場合には可逆的な療法でいろいろと試みる。具体的な例では義歯使用の患者が「肩こり」を主訴に来院し、術者も義歯を改善するためにいろいろと手を加えたものの、なぜ、どこのポイントが奏功したかわからないが、良くなったケースなどは、義歯製作の各ステップをより正しく、患者のその都度の反応をみながら進めた結果としかいいようがない。

2）体調の変化に起因する義歯の不都合。

たとえば、夜間義歯をはずした翌朝の不適合などは、我々も靴が夕方になるときつく感じるなどの例を出して説明する。また、糖尿病の患者での、急速な骨吸収とか、血圧をコントロールしていくための服薬中の人での唾液分泌の不足などでは、よく説明して理解してもらう。

3）患者の指摘する義歯の満足できない部位については、その不都合の原因が真にその部位に起因しているか否かを正しく見つけることが重要。床が長すぎて不都合が生じていると訴えているときも、床ではなく咳合がその不都合の原因であることなどしばしば遭遇する。

症例 A （図1〜6）

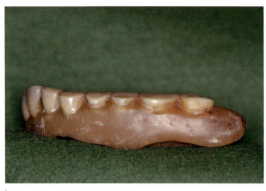
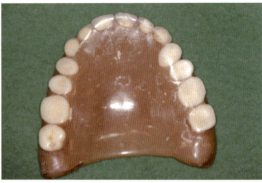

図1
30年間使用してきた義歯（72歳、女性）。
咬耗や、このような不適合義歯にうまくつきあってきた患者をよく観察し、患者の特性を考慮して新義歯製作に取りかかる

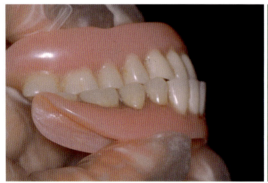
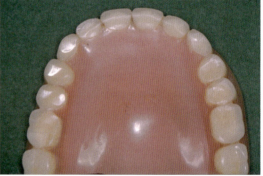

図2
同じく長年の使用により摩耗の著しい義歯。咬合高径も低下している

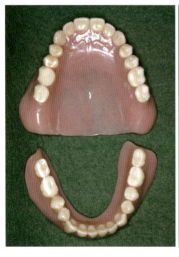
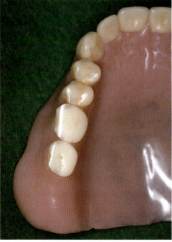

図3
義歯製作後、約1年半後に再来（レジン歯、バイエル使用）。患者は右側臼歯のみ摩耗していることに全く気付いていない

現義歯をたたき台に | 13

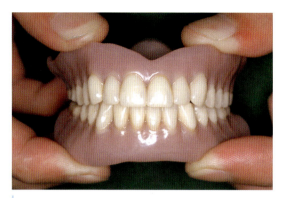

図4　唇面観

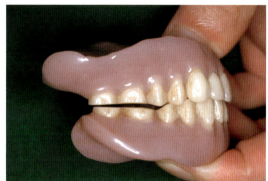

図5　右側臼歯のみ摩耗している

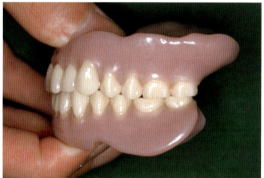

図6
左側は摩耗を認めない。図2、3、4、5のように10年あるいはそれ以上の年数の使用では、人工歯は摩耗することはしばしば認めるが、わずか1年半の使用で、かつ片側臼歯部のみの摩耗はめずらしい

※初版出版当時（1986年当時）は、まだ補綴診療時にグローブをつけることはまれでしたので、その点はご理解ください（その他の画像も同様です）。

3 口腔内外の診査

　患者の訴えも重要であるが、視診、触診その他の検査で原因を確かめたり、見つけ出すことが必要である。この場合は術者ごとにある程度決まった方法があると思うが、見落としなどを防ぐ意味からも一定のチェックポイントリストがあると良い。

1 床下粘膜

　義歯装着者の床下、特に上顎口蓋部には発赤あるいは腫脹を伴う義歯性口内炎を認める。内外の報告を参考にすれば、大体30～70％の義歯装着者に認める。その臨床像の詳細や微生物学的見地よりの解説は成書（『デンチャー プラーク コントロール※』永末書店）に譲るが、義歯製作の立場からも、必ず床下粘膜の変化は治癒させた後、印象採得したいものである。また、フラビーガム、義歯性線維腫などにも注目する。さらに肉眼での確認は困難なことも多いが、床下粘膜の歪みは多くの症例で認められるため、床下のブラッシングや義歯をとりはずしてしばらく安静にしたり、粘膜調整材を用いて積極的にマッサージを試みる。このような調整は新義歯製作の前に現義歯や複製義歯あるいは治療用義歯を用いて行う。

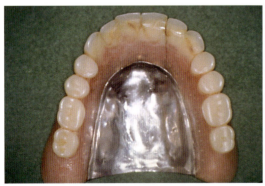

図1　長年使用した金属床義歯。摩耗や床のひび割れを認める

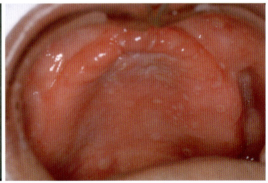

図2　同患者の床下の状態

※本書は現在絶版で、同一筆者の後続本に詳しい。
デンチャープラーク（医歯薬出版、1991）、義歯の洗浄（デンタルダイヤモンド社、2002）

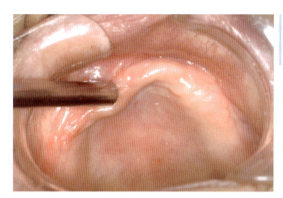

図3
上顎前歯相当部に認めるフラビーガム下顎前歯部のみ残存した90歳の男性

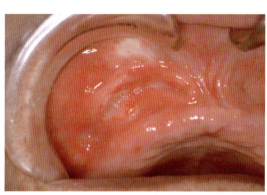 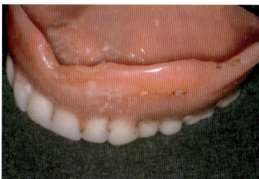

図4
不適切な義歯床縁により惹起された。床形態の修正で治癒した

2　筋と動き

　診療室内での限られた時間内に、舌や口唇、頬などのいろいろな動きを印象にとることは困難である。治療用義歯などを用いて動的印象を試みると良い。咬座印象では咬合圧の分布などで良い点もあるが、舌側の動きがやや制限されたりすることもある。また、セントラルベアリングポイントを利用した咬座印象では舌の動きが制約され、生理的な舌側の印象がとりにくいことがある。

👉 Check!

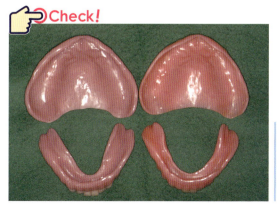

図5
閉口印象のとき、舌の動きが制限されて下顎義歯舌側の形態が正しく形成されないことがある。
床は床縁が長すぎて、機能時当りを生ずる。右は舌の動きを制限しない

3 骨組織

　義歯床下粘膜の上から触知される歯槽骨の鋭縁は丸める。あるいは骨隆起も義歯設計上ないほうが望ましいことが多い。今後は吸収の著しい症例では人工歯槽形成も従来とは異なった形で普及するものと考えられる。

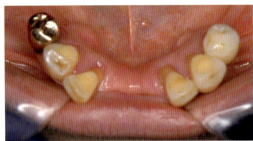

図6
骨隆起は口蓋正中部、下顎舌側小臼歯部に好発するが、高齢者では観血処置を好まないことが多く、当該部を避けた義歯設計となる。上顎では顎堤の条件がよければ無口蓋義歯とする

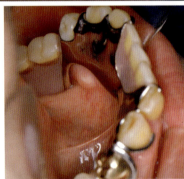
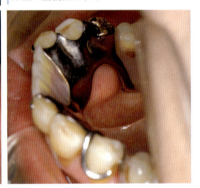

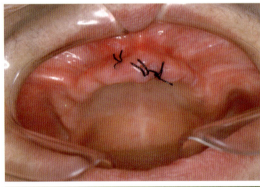

図7
義歯床下の骨鋭縁は丸めておく。この時、ティッシュコンディショナーを併用するが、抜歯までの期間も慎重に取り扱う必要がある。ティッシュコンディショナーの硬化に伴い、糸の部分が疼痛の原因となることがあり、本例は1週間の間にこのような訴えが生じた

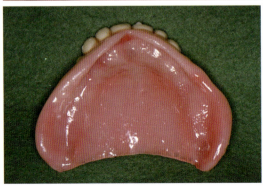
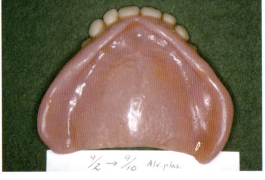

4 顎位

患者の「何も不都合はない」という顎位が、本当に良いか否かチェックする。たとえば、慣れた義歯についてゴシックアーチに重ね合わせてみると、アペックスに一致するものでもない。もちろん許容範囲にあることは事実である。しかし、せっかく作り直す機会でもあり、もう少し良い位置はないものかと調べる価値はある。タッピングなどの運動も参考になる。高齢者では特に種々の検査がシンメトリーであることや、標準に近い値をとることにこだわることはよくない。ただ事実関係はよく調べ、その人の特徴を理解し、そのことをやや補正気味に取り扱ったりする。

5 顔貌

不都合は顔に出るので、顔の観察は信頼できる位置診査基準である。

症例 A （図8〜10）

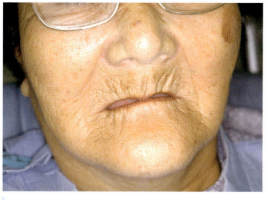
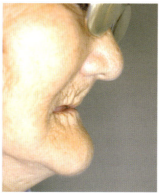

図8
高齢者無歯顎患者の顔貌（77歳、女性）

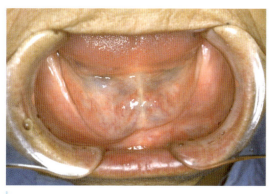

図9 下顎の顎堤の吸収が著しい

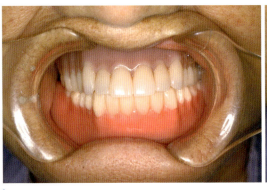
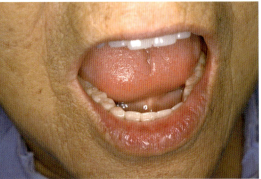

図 10
義歯装着と開口時にも安定した状態

症例 B　　　　　　　　　　　　　　　　　　　　（図 11 〜 14）

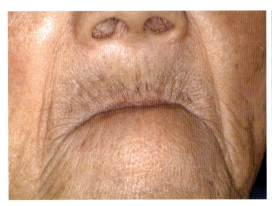
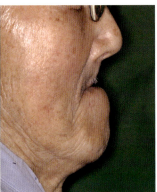

図 11
高齢上顎無歯顎患者の顔貌（90 歳、男性）（下顎前歯部残存）

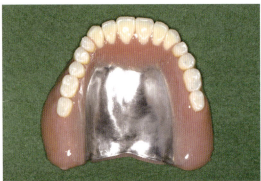
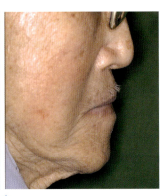

図 12　上顎総義歯　　　　　　　**図 13**　義歯装着時の側貌

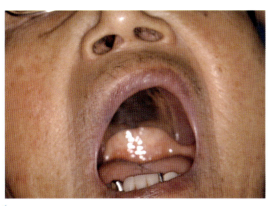

図14
開口時にも安定した状態

症例 C　　　　　　　　　　　　　　　　　　　　（図15〜16）

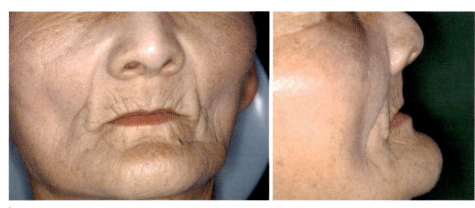

図15
同じく老人性顔貌を呈する高齢無歯顎患者

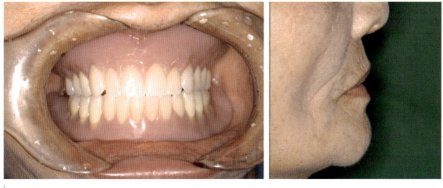

図16
義歯装着時の口腔内と側貌

4 現義歯の利用

　現義歯の不都合な点が明瞭で、限局しており、新しく義歯を作り直すよりも部分的な改修で十分なこともある。

1　床の更新（リベース）

　人工歯を再利用し、改床する方法は床外形、床の膨隆などの変化を伴うため必ずしも最善とはいえない。硬質レジンの普及で、改床することは少なくなった。陶歯の場合には改床も利用された。

2　床の一部更新（リライン）

　材質としてはレジンか種々の軟性裏装材を用いる。口腔内で常温重合レジンを用いて即日行う方法や、同じ常温重合レジンを口腔外で行うこともある。口腔外で通法の重合にしたがってリラインすることもある。軟性裏装材も加熱重合タイプと常温重合タイプがある（図1〜11）。

症例A　　　　　　　　　　　　　　　　　　　　　　　　　　　　　　（図1〜11）

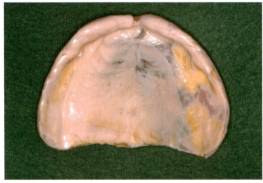
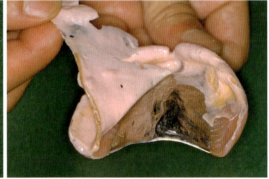

図1
初診時、患者は義歯不適合に対し軟質義歯裏装材を裏装していた。約10日間の使用ですでに汚れも著しい

図2
金属床へは接着が弱く簡単にはがれる。
このように口腔内で直接裏装するタイプの裏装材（注1）は簡便であるが耐久性はない

注1：2017年現在、本製品は大幅に改良され、十分な接着が得られる。

床の一部更新（リライン） 21

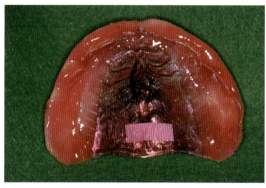

図3
同義歯のリラインを行う前に、現義歯で初診日に粘膜調整材で暫間リライン。本材料はフィットソフターで抗菌作用と、汚れに対して赤→黄味へと材料が色変化するようカラータイマーがついている

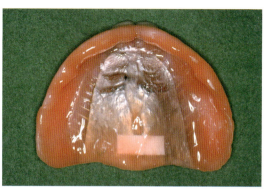

図4
24時間後、この間に複製義歯による仮義歯を常温重合レジンで作製

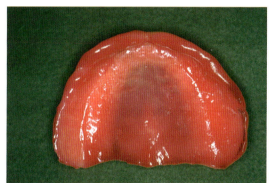

図5
複製義歯プラス粘膜調整材を用いて、現金属床義歯をリラインするため、技工室に預かる間の暫間義歯として用いる

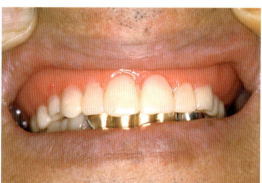

図6 同口腔内

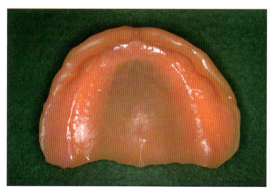

図7 技工の間（5日間後）

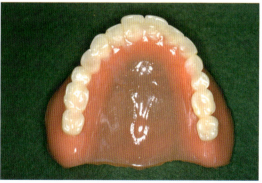

第 4 章　現義歯の利用

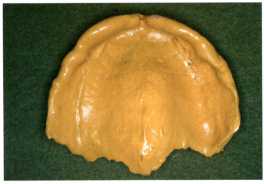

図 8
現金属床義歯にシリコーン印象材で精密印象する。仮義歯を通じて適切な印象材の厚さはわかるので、あまり多すぎないようにする

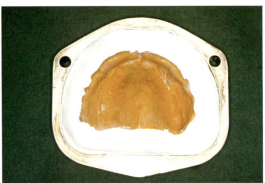

図 9
石膏埋没

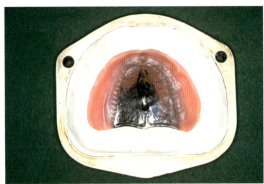

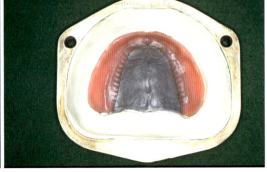

図 10
印象材除去と新しいレジン面を出し、金属部分はサンドブラストする

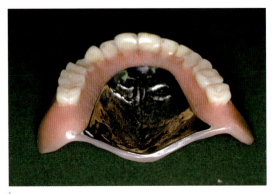

図 11
接着性レジンでリライン。やや厚くなるがやむをえない

症例 B （図12〜16）

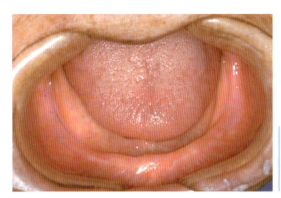

図12
上顎は特に問題はないが、下顎は臼歯部粘膜が薄く疼痛を訴えたので、軟質裏装材で下顎義歯のみリラインすることとした

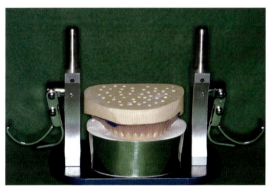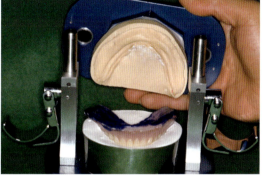

図13
現義歯を用い、シリコーン印象材で印象後、テデム（TEDEM）咬合器を使ってリライン

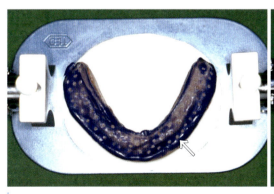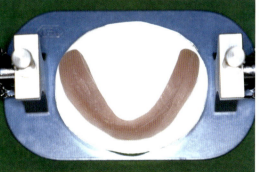

図14
ガイドホールを掘り、一層削除する

第 4 章　現義歯の利用

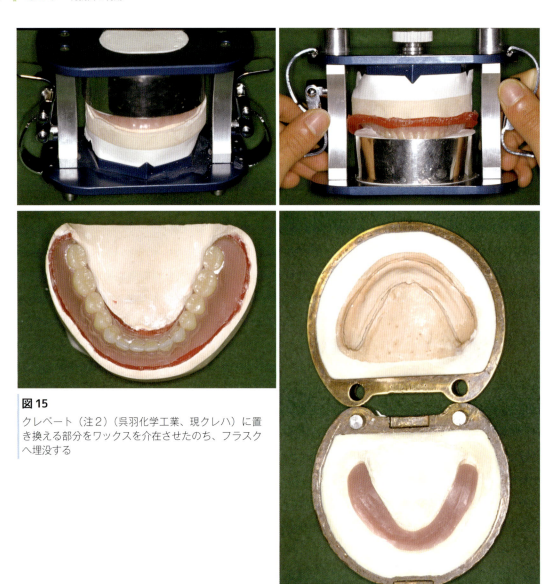

図 15
クレペート（注2）（呉羽化学工業、現クレハ）に置き換える部分をワックスを介在させたのち、フラスクへ埋没する

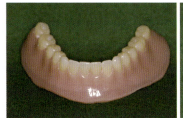 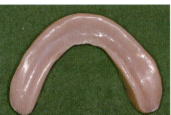 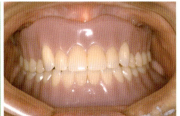

図 16
クレペートでリラインした義歯と口腔内の状態

注2：現在、本製品は市販されていない。
全く同じ手法でトクヤマデンタルのソフリライナーがよく用いられる。

症例 C　　　　　　　　　　　　　　　　　　　　　　（図 17 〜 25）

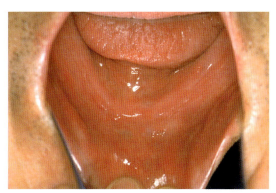

図 17
歯槽骨吸収が著しく、咬合痛があるので軟質裏装材でリラインする

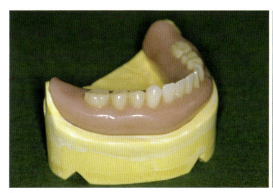

図 18
Hooper Duplicator に装着

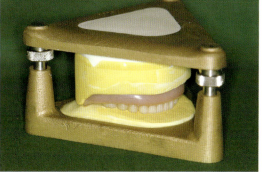

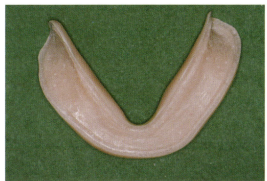

図 19
必要な量だけレジン床を削除

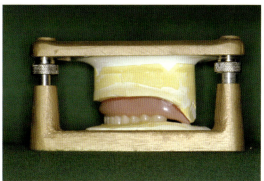

図 20
ワックスを介在させて床縁などの修正

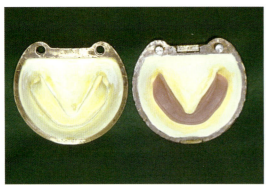

図 21
フラスク埋没

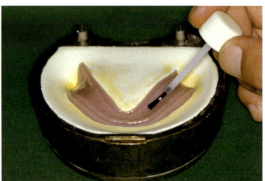

図 22
接着剤塗布

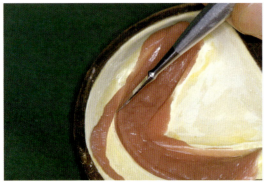

図 23
試圧して余分な裏装材を取り除く

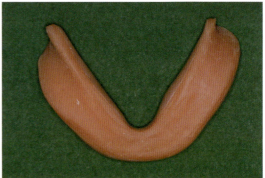

図 24
重合後の裏装材でリラインした義歯

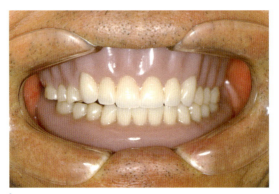

図 25
口腔内の状態

3 人工歯の更新

人工歯を取り替える。現義歯の人工歯の型番が記録されていれば便利である（図26～28）。

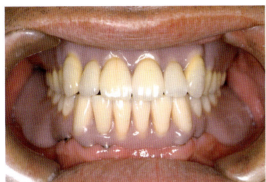

図26
長年使用した義歯は摩耗などで著しい低位咬合であった。そこで、通法に従い咬合高径を決定した義歯は高く、患者はどうしてもなじめなかった

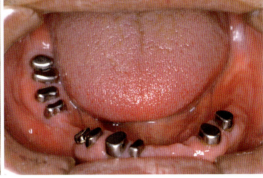

図27
多数の支台装置（内冠）もあり、全く作り替えるよりも、この義歯の利用できるところは残し、結局人工歯部のみ取り替えて、患者のなじめる高さまで下げた。すなわち、これは acceptable の一番高いところと判断される

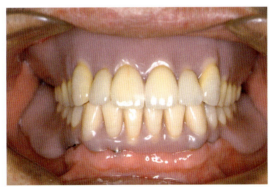

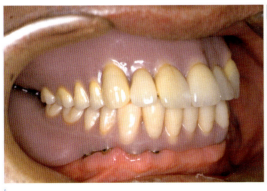
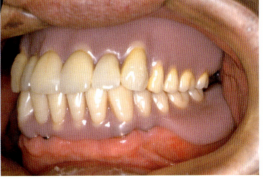

図28
長年使い古した義歯よりはわずかに高いものの患者は満足している

4 咬合面再形成

金属や硬質レジン、複合レジンを用いる（図29〜33）。

※ここまでの1〜4節に共通して、技工期間中の仮義歯が必要であり、著者はこのとき仮義歯を複製義歯で作ることが多い。1〜4節では部分改修以外のところは、そのまま引き続き使用するが、現義歯をいずれ新義歯に置き換えるという予定のもとでの応用法もある。

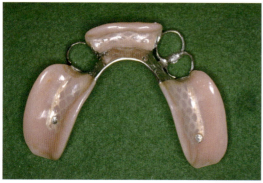

図 29
8年間使用した下顎部分床義歯、床下組織の変化はきわめて少なく、人工歯（レジン歯）の摩耗は著明であった

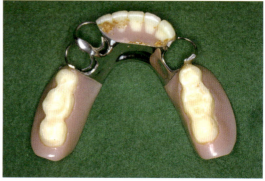

図 30
常温重合レジンで咬合高径を回復して様子をみる

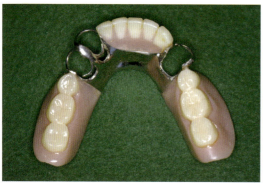

図 31
仮着義歯の咬合面を修正してコアを採得して、この咬合面コアに合わせて臼歯部用コンポジットレジンで修復

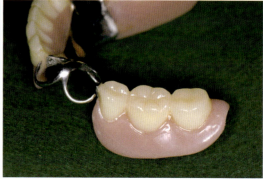

図 32
コンポジットレジンによる咬合面再形成

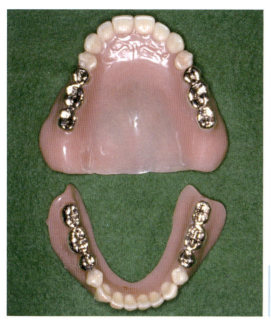

図33
臼歯部は金属歯で現義歯の咬合面の再形成をすること
も多い

5 治療用義歯

通常は義歯が患者の所有物であり、いかに不適切なものであっても患者が元のほうが良いという例もあることから、十分患者の納得を得たのち、現義歯に常温重合レジンを追加したり、床縁を変更したりして、その効果をみることがある。この場合でも、複製義歯として行うほうがより良いと考えられる。

症例 A （図34〜42）

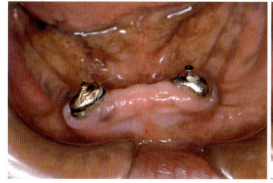
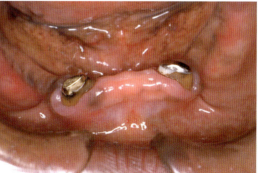

図34　3|3 O-リング装着の 7+7 オーバーデンチャー
長年使用してきたが 3|3 歯頸部歯肉の退縮、O-リング メール部のマージンからの二次う蝕、着力点の低下の必要性などの理由から、O-リング メールを除去すると残存歯質も損傷するので、O-リング メールを形成してコーヌス冠の内冠の支台歯形成

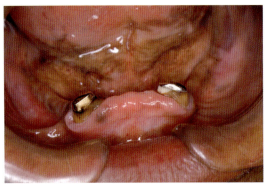
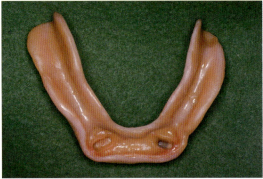

図 35
現義歯を粘膜調整とともに仮義歯として用いる（口腔内で行う）

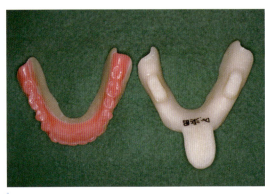
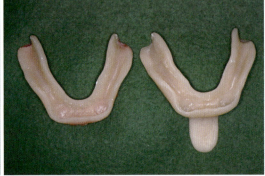

図 36
現義歯から、①内冠製作のための印象用トレー（両図右側）、②咬座印象用のバイトリムを兼ねた複製義歯（両図左側）を複製しておく

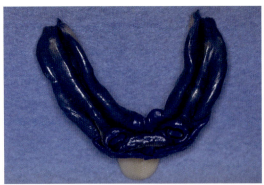
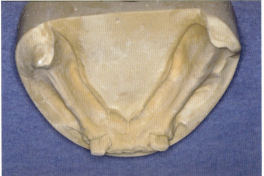

図 37 内冠の印象と模型

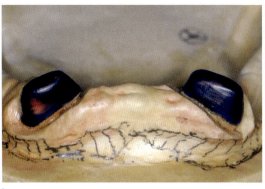
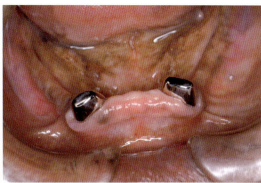

図 38
内冠のワックスアップと口腔内内冠装着

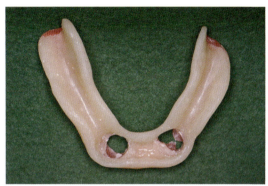
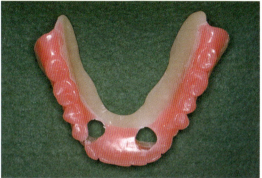

図 39
印象用複製義歯

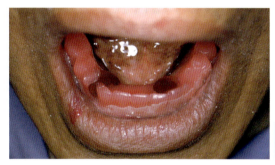

図 40
咬座印象

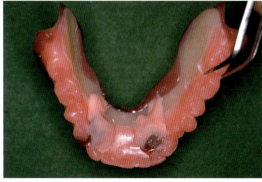
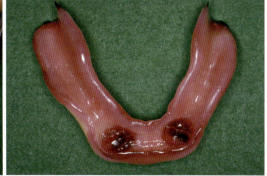

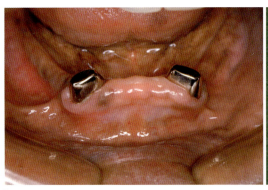
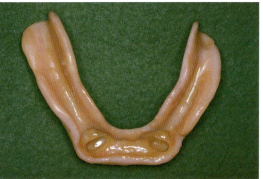

図 41
内冠と治療用に用いた現義歯

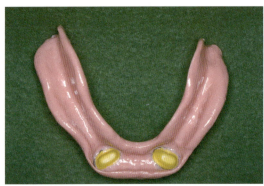
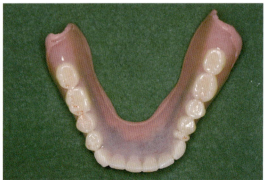
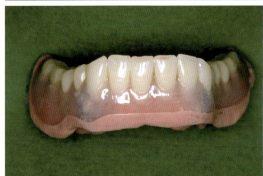

図 42
バイオトロン(注3)(和田精密歯研)裏装の下顎のコーヌスデンチャー(3|3)。バイオトロンで外冠の内面を一層覆う。外冠とそれを連結しているスケルトンが黒ずんで見えるが、口腔内の使用でほとんど気にならない

6　現義歯を印象用トレーとして使う

現義歯をそのまま印象用トレーとして使用することもある。

注3：現在、本製品は市販されていないため、類似品で同様に行う。

7 現義歯の改造

現義歯を部分的に新しく製作する義歯に利用する方法には、大きく分けて2種類ある。

1 現義歯をそのまま部分的に使用

1つは現義歯をそのまま部分的に使用するもので、

1） 改床（人工歯のみ再利用）、リベース

2） リライン（床の大部分と人工歯）

3） 咬合面再形成

4） 人工歯の追加補綴、変更、修理など

2 形状の部分的活用

もう1つは、一度複製して、加工しやすいレジンとして形状の部分的活用を計るものである。たとえば、

1） 印象用のトレー、バイトリム

2） 対合歯列（現義歯の咬合面の利用で広く利用されている）

8 複製するか否か

上記のように現義歯を利用する場合にも、口腔内で即日処置する場合以外には仮義歯の用途などで複製することが多い。複製するか否かは、現義歯の種々の目的に対する有用度によって決める。仮義歯を作る場合にも、現義歯を複製して作るよりも全く新規に作るほうが良いこともあろう。現義歯を参考にする時も、現義歯そのものを骨格として使う場合と、複製してその形状や、そのなかに組み込まれた情報を引き継ぐだけで、本体は新しく作る場合もある。

義歯を複製することに要する労力がきわめて少ないことを考え、複製義歯の多様性を考えれば、複製義歯の応用方法のどれかにあてはまる症例が多いものと考えられる。

現義歯がいかに不都合でも、それを複製して全く流用価値のないものは少ないと思う。むしろ、現義歯の判断を誤って、わずかなずれをそのまま複製していくことのほうが問題である。

要するに、現義歯に対する適切な評価をすれば、より良いものは、そのような流用価値があるし、良くないものは、それに見合う程度の流用価値しかないということである。

5 複製義歯の意義

　長く"不都合はなかった"といって使用してきた義歯使用者では、一般に患者の"我慢強さ"に感心させられる。たとえば、義歯はゆるく（不安定に）なっているにもかかわらず、上手に取り扱っているし、咬合面も咬耗が進み、顎運動の自由を妨げるものではない。
　口腔内をみると、このような症例ではしばしば
1）フラビーガム
2）口角炎
3）義歯性口内炎

などを認める。これらは、**不適合な義歯、垂直咬合高径の低下、不潔な義歯**に起因することが多いため、患者が自覚症状として苦痛を訴えない場合でも十分注意する必要がある。さらに、患者が不都合はないと言っている義歯について、**材質の疲労という観点**からの配慮も忘れてはならない。**長く使用した床用レジンの表面は多孔性となり、細菌などの付着部位となりやすく、単にブラシでの機械的清掃では取り除くことが困難である**（図1）。これらの点は、義歯の再製作にあたり十分に考慮に入れる必要がある。したがって義歯装着の後は、いかに患者が自覚症状を訴えなくても、定期的にリコールを行い、状態の悪化を未然に防ぐことが望まれる。
　ところで、ここに示したような問題をもった患者に接したときに最も重要なことは何であろうか。
　まず**第1**に、このような患者は一般に高齢で適応能力（義歯に対しても）が低下していることである。かつ、不適正な義歯といえど、それを今日まで使い続けてきた実績からもわかるように"学習"の効果が義歯と関連した生体に残っていることである。したがって、この"学習"の効果と適応能力の低下を念頭に入れて処置する必要がある。
　第2に、高齢者では、義歯製作に必要な生理的機能などを基準に作ろうとしても、そのこと自体が困難なことが多い。たとえば、垂直咬合高径決定の一方法である嚥下を利用する場合でも、また舌の運動を命じた場合でも、限られた時間内での実行が困難であるため、通法では正しく記録することが難しい場合がある。
　第3に、高齢者や、このように数年間にわ

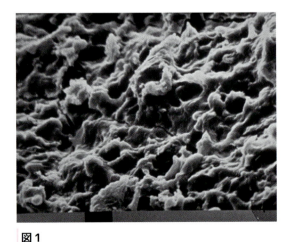

図1
長く使用してきた義歯の表面の拡大（黒帯は10μを示す）

たって歯科を受診していない者では、今からする処置が可能であれば短時間内に終了するものであることも重要な因子である。しかし、しばしばこのような患者では粘膜調整（tissue conditioning）の必要な場合がある。

第4に、日常臨床において、患者に可撤性義歯として初めて総義歯を製作することは比較的少ないと考えられる。たとえば英国では、初めて総義歯を製作するケースと再製作するケースの比率、年々の推移（1974〜1979）は、図2のごとくである。1974年以降をとってみると、初めて製作する場合よりも、再製作の場合の比率が約3倍もあることがわかる。

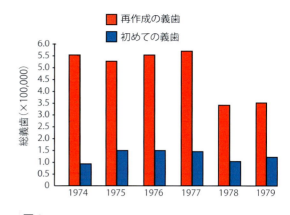

図2
英国において初めて総義歯を製作するケースと、再製作するケースの比率の推移（1974-1979）(Basker, Davenport & Tomlin, p.57.1983.)

しかも年々、初めて製作するケースが減っていることは明らかである。

一般には、少数歯欠損→多数歯欠損→総義歯となる。したがって、新しく総義歯を製作する場合には、それまで使用していた部分床義歯に追加補綴し、新義歯製作の間、用を足していると思われる。もちろん、この間に、必要ならば咬合関係の是正、歯槽骨の調整、粘膜や筋付着部分の調整を行う。

主として、このような問題点を考慮した場合、現在使用している義歯（それが不十分であろうとも）を参考に、新しい義歯を製作することは最も効率が良いと思われる。事実、われわれもいわゆる旧義歯を印象用トレーとして利用したりしている。しかしこの場合、模型製作の間、患者が義歯のない時間があっても不都合であったり、旧義歯を改変する場合に金属床や陶歯などが使用してあると、不便なことが多い。

このような問題を解決しようとするものの1つが"複製義歯"である。

複製義歯を広義に解釈すれば、対咬歯列が総義歯のときなど、これを口腔内で印象することなく、義歯を取り出してアルジネート系印象材で印象後、石膏模型を作っていることなどは、きわめて日常的に受け入れられている（図3）。

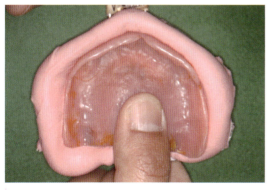 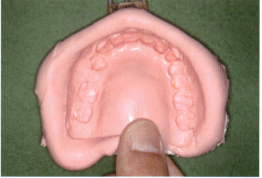

図3
アルジネート系印象材による対合歯列の印象

しかし、複製した義歯を現義歯の代わりとして仮義歯の用途で用いたり、咬合器上での排列のガイドとすることなどは、必ずしも広汎に利用されていない。

日本では、義歯の複製は患者が長く口腔内でなじみ、生体機能とマッチしたものを、材質の疲労などの理由で再現するという本来的な用途で使われることは少なく、研究上の用途でのみ使用されていたと思われる（もちろん、石膏模型として複製して、臨床の経過観察に使用する方法もある）。研究の用途ということで、方法の複雑さよりも精度の高いことを追求している。

複製するからには"精度"が高いことは必須であるが、日常臨床ではその方法が"実際的"であることも必須である。わが国では欧文論文の数に比べて著しくこの分野の発表が少ない理由として、

1）生体機能にマッチしたものが、その患者にとって最も重要であるという認識が、必ずしも強くなかったこと

2）"複製＝精度"の考えが強すぎて、この分野での臨床応用の妨げになったこと

などが考えられる。

義歯を複製することを取り扱った論文の多くは義歯複製のテクニックが主体である。主たる目的が、口腔内で十分適応してきたものを再現することにより、適応能力の低下した患者の負担を軽くし、新しく製作する義歯がよりよく機能するものとすることはもちろんである。その他、スペアー義歯（予備の義歯）、暫間義歯や治療用義歯の用途として、研究や臨床の記録としても複製義歯は役立つ。さらに、複製義歯は最終印象用のトレー、咬合採得用のバイトリム、咬合器上での人工歯排列のガイドとしても有用である。

これらは複製の方法の信頼度（主として精度、さらには操作性など）が複製義歯の目的を決めるか、あるいは複製しようとする元の義歯の信頼度（出来、不出来）が複製義歯の方法と目的を決めていると思われる。

歴史的にも、初期は使用テクニック、使用材料が十分精度の良い複製義歯とならず、複製義歯に単に新義歯製作のガイドを期待したものが多いが、今日では精度の向上もあって、症例によっては複製義歯そのものを口腔内で使用することも可能となった。

しかし、使用材料の制限（たとえば人工歯）のために、複製義歯が口腔内によく適合しても、審美性や、材料の表面性状、耐久性の問題から、最終補綴物と考えるためには抵抗もある。このようなことから、著者は、複製義歯が仮の用途（暫間義歯、治療用義歯、移行義歯）であれば、複製義歯そのものを口腔内に装着しても良いし、複製義歯と義歯裏装材などを併用すれば、さらに効果的と考えている。その他の場合には、複製義歯が、最終印象用トレー、咬合採得や排列のガイドとして役立てば、十分その用は足りると考えている。

6 複製義歯の変遷

1 歴史的変遷　その1（～1986年）

　複製義歯を取り扱った論文は、複製の方法を記載したものが多い。そしてそれらの方法の多くは今日でも応用可能なものが少なくない。そこで複製義歯の歴史的変遷をたどってみる（**表1**）。

表1　複製義歯に関する報告（1953-1986）

Liddelow（1953）	Duthie et al.（1978）
Adam（1958）	Chalifoux（1978）
Marcroft et al.（1961）	西浦ら（1979）
Marcroft（1962）	浜田ら（1980）
Chick（1962）	Dukes et al.（1980）
Liddelow（1964）	尾形ら（1980）
Scher（1964）	Heath & Johnson（1981）
Anderson & Storer（1966）	Heath & Davenport（1982）
Thomson（1967）	寺川ら（1982）
Chamberlain & Basker（1967）	津留ら（1982）
Manoli & Griffin（1969）	Basker et al.（1983）
Zoeller & Beetar（1970）	Davenport & Heath（1983）
Wagner（1970）	Drummond et al.（1983）
Azarmehr & Azarmehr（1970）	奥野ら（1983）
Basker & Chamberlain（1971）	田中ら（1983）
Stafford & Fletcher（1971）	Nassif&Jumbelic（1984）
Anderson & Storer（1973）	Krug（1984）
Ritchie & Fletcher（1974）	渡辺（1984）
Singer（1975）	Duthie & Yemm（1985）
Wilson & Anderson（1975）	Kafandaris（1985）
Robinson（1976）	野谷ら（1985）
Boos（1976）	Wierzynski et al.（1985）
Cooper & Watkinson（1976）	Polyzois et al.（1986）
Basker et al.（1976）	Quinn et al.（1986）
Heath & Basker（1978）	

　Adam（1958）は、現義歯を印象用トレーとして用い、粘膜面の印象後模型を作製し、この上から寒天で咬合面の印象をとり、ワックスを流した後、重合して複製義歯を作製した。本法はワックス硬化に6時間以上かかることや、操作時間のうえで不利が多い。しかし、咬合面の再現の方法としては初期のものである。

　Chamberlain & Basker（1967）は、咬耗を認める場合、常温重合レジンにより再現し、床の

部分は加熱重合レジンに置き換える方法を layered silicone mold を用いて行った。

　Boos（1976）は、寒天により義歯を印象し、流し込みレジンにて置き換える方法を発表した。彼は、スペアー義歯としての用途を考えたため、人工歯部の再現にも特に注意をはらい、色調を印象の陰型の中で、筆積み法で再現する方法を詳しく述べている。

　Heath & Basker（1978）（図 1）、Chalifoux（1978）、西浦ら（1979）、浜田ら（1980）は、いずれも、それぞれに工夫したフラスクとアルジネート系印象材を用いて現義歯を印象し、常温重合レジンに置き換えた。アルジネート系印象材を用い、操作性を高め、かつ印象材自体の歪みを防ぐ目的で堅固なフラスクにて保持することで、十分実用精度のあることを示した。歯冠部は歯冠色レジンを用いて審美性にも配慮している。

　一方、義歯の複製を意図した報告の多くは、現義歯の良いところを参考に、ガイドとして用いることを勧めている。

　Liddelow（1953）は、寒天を用いて義歯の印象採得後、これをワックスあるいは石膏にて複製したものを咬合器に装着し、新義歯の排列のガイドとして用いる方法を述べた。Liddelow の記載は複製義歯の初めてのものと考えられる。

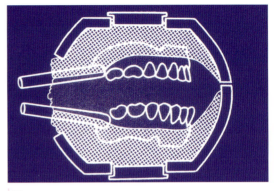

図 1
フラスクとアルジネート系印象材による複製（Heath & Basker, Br.Dent.J., 144:p.112,1978）

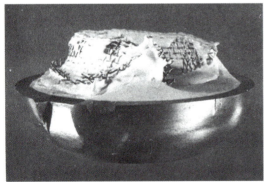

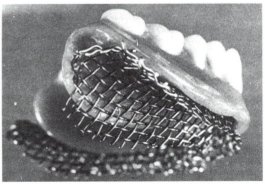

図 2
シリコーン印象材が石膏と剝離することを防止するため brass gauze を介在させている（Basker, Davenport & Tomlin, pp.58, 59. 1976.）

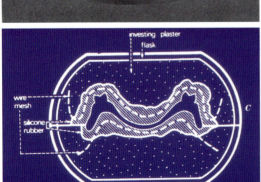

Marcroft et al.（1961）、Marcroft（1962）は、layered silicone mold を用いた。本法では加熱重合レジンも使用できる。

　Chick（1962）は、現義歯を用いて咬座印象し、咬合器上で石膏模型をガイドとして排列した。排列にあたり、必要ならば前・側方からのコア採得も勧めている。

　Liddelow（1964）、Scher（1964）も、複製した対咬模型をガイドとして咬合器上で排列している。

　Anderson & Storer（1966）は、アルジネート系印象材とフラスクを用いて義歯を印象し、これにワックスを流し、このろう（蝋）義歯を咬合器上で修正し、重合完成した。1978 年より、しばしば報告されているフラスクとアルジネート系印象材の組み合わせの最初のものである。

　Thomson（1967）は複製のために石膏を用いたが、分割して取り出さなくてはならないため不便である。

　Chamberlain & Basker（1967）は、Marcroft（1962）の layered silicone mold の欠点であるシリコーン印象材と石膏が剥離する欠点を補うために、しんちゅうの金網（brass gauze）をシリコーン印象材と石膏の間に介在させて機械的維持と、変形の防止を計った（**図 2**）。本法は brass gauze を義歯に適合させる手間がかかる。

　Manoli & Griffin（1969）は、同じく layered silicone mold のシリコーン印象材と石膏の機械的維持を計るためガーゼを用いた。

　Zoeller & Beetar（1970）は、**図 3** のような印象用トレーを重ね合わせ、アルジネート系印象材

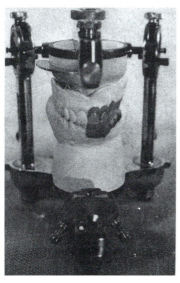
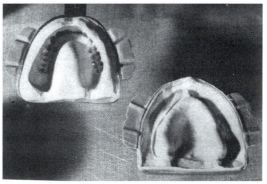

図 3
Zoller & Beetar（1970）の方法。印象用トレー、アルジネート系印象材で印象し、石膏で複製し咬合器上で一歯ずつ排列する（J. Prosthet. Dent., 23: pp.348, 351, 1970）

で印象後石膏で複製義歯を作り、咬合器上で一歯ずつ石膏を人工歯に置き換えた。

　Wagner（1970）は、現義歯を寒天で印象後、常温重合レジンで複製し、最終印象用トレーとして用いた（**図 4**）。

　Azarmehr & Azarmehr（1970）は、新義歯を 2 組作製する方法として、silicone relined mold を互換性のある 2 組のフラスクに移し替えて、2 組の mold を作製した。本法では 2 組の既製人工歯を使用している。

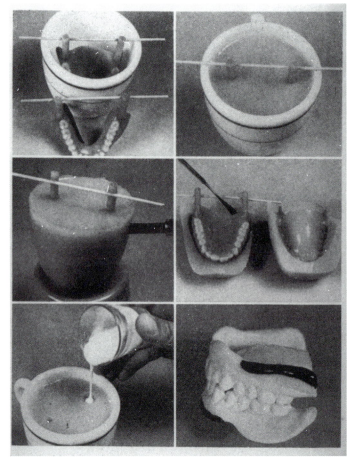

図4
Wagner（1970）の方法。寒天で印象したのち、複製義歯は修正して最終印象用トレーとして使う（J. Prosthet. Dent., 24: p.112, 1970）

　Basker & Chamberlain（1971）は1967年の報告以来、多少の改変として前歯部を陶歯に置き換える方法を追加した。

　Stafford & Huggett（1971）はWagner（1970）と類似の方法を述べている。複製義歯を最終印象のトレーとしてのみ使用している。

　Ritchie & Fletcher（1974）は、シリコーン印象材を用いた。

　Singer（1975）は、アルジネート系印象材を用いて印象、常温重合レジンにて複製、これを最終印象用トレーとして用いた。工夫した点は、アルジネート系印象材の分割のために、初めから現義歯の周囲に糸を巻き付け、印象材硬化後、糸を引っ張ることで、義歯の取り出しを容易にした。

　Wilson & Anderson（1975）は、トレーとアルジネート系印象材を用いて印象後、常温重合レジンにて複製し、最終印象用トレーとして用い、かつ咬合器上では片顎ずつガイドとして排列した。

　Robinson（1976）も同様に、寒天で印象、モデリングワックスで複製、咬合器上で排列して新義歯を作製した。

　Cooper & Watkinson（1976）は、従来の方法を総説し、彼らの方法としては、アルジネート系

印象材で印象、常温重合レジンで複製、咬合器上で修正後、加熱重合して完成した。

Duthie et al.（1978）は、パテ状シリコーン印象材を用いて印象し、複製はワックスとシェラック（wax / shellac replica）で行い、咬合器上で修正後、完成した。

2 歴史的変遷　その2（1987年〜）

表2　複製義歯に関する報告（1987-2017）

Davis（1993）	Gorman（2006）
森（1995）	Scott（2006）
McCarthy（1995）	山田（2007）
都尾（1996）	Ellis（2007）
岩堀（1996）	Abbo（2007）
小林（1997）	柏原（2010）
Lindquist（1997）	下平（2010）
Kawahata（1997）	Zafiropoulos（2014）
濱田（2000）	Bidra（2015）
AbuJamra（2000）	Albrecht（2015）
Boskovic（2000）	田中（2016）
Runte（2001）	Al-Thobity（2016）
Chaimattayompol（2001）	Kamalakidid（2016）
細川（2002）	Kurahashi（2017）

1980年代以降も**表1**のごとく毎年報告されているが、本質的に大きな変化は認められなかった。この頃までに複製義歯の製作方法のスタンダードがほぼ確立されており、この後の論文は、複製義歯を応用した実験や症例の報告が多い。しかしながら、デジタル技術を複製義歯製作に応用するなど、新たな展開もみられる（**表2**）。

複製義歯の材料や製作方法についての論文には以下のようなものがある。

森ら（1995）は、複製義歯完成直後から経日的な義歯の寸法変化を精査し、複製義歯の印象はアルジネートよりもシリコーンで採得したほうが適合が良く、義歯製作に用いる床用レジンは、複製義歯専用に開発されたレジンの寸法変化が小さいことを示した。

複製義歯の床用材料に関しては、岩堀ら（1996）も、曲げ強度、硬さ、流動性、吸水量、収縮率、表面粗さなどの物性を検討している。彼らの論文では、複製義歯専用の床用レジン2種と、リライン用の常温重合レジンおよび加熱重合レジンを比較検討し、複製義歯専用の床用レジンは常温重合レジンと比べて表面粗さは劣るものの、その他の物性に大きな差がないこと、しかしながら加熱重合レジンと比べると全般に物性が劣ることを示した。これは、複製義歯専用のレジンが常温重合型であり、加熱重合型と比較して重合度が低いことが原因であると考察している。

Lindquistら（1997）は、フラスクを用いず、ディスポーザブルの既製トレーを使った義歯の印象採得を簡便な方法として紹介している。

Gormanら（2006）は暫間義歯として、光重合レジンを用いた複製義歯が有用であると報告している。

日本では、訪問歯科診療が広く普及するのに伴い、複製義歯の利点を在宅での歯科治療に活かすべく、さまざまな論文が発表されている。その中でも濱田ら（2000）は、在宅高齢者に義歯を製作するには、空間的、時間的、物理的な制約を乗り越える必要があり、治療ステップに間接法を含む複製義歯が安全で非常に有効な治療手段となることを述べている。

　山田ら（2007）は、訪問診療で複製義歯を製作する過程においても、シリコーンで義歯の印象採得を行い、複製した義歯を個人トレーと咬合床として用いるシリコーンモデルシステムが有効であると報告している。

　また、田中ら（2016）は、認知症患者を訪問して義歯を製作する上で、複製義歯が非常に有効なツールであることを報告した。複製義歯により効率的な義歯の製作や調整回数を軽減することが可能となり、その結果、患者の身体的・精神的なストレスが減り、診療が効率化できるとしている。

　実際の臨床ステップに即した複製義歯製作手技や活用方法に関しては、平井ら（1994）、矢崎（2004）、村岡（2009）、山崎（2017）の著書に詳しく記されている。

　複製義歯を個人トレーや咬合床のように使用する症例報告が多いが、インプラント治療が広く普及するのに伴い、全部床義歯を印象して製作した複製義歯をCT撮影用のステントやサージカルガイドとして用いる報告も増えてきている。

　AbuJamraら（2000）は、無歯顎症例にインプラント治療を行うにあたり、インプラント体の埋入位置や最終的な咬合高径などを診断する、いわゆる診断用ワックスアップ用のツールとして複製義歯が有効であると述べている。

　Abboら（2007）は、インプラント体埋入後の技工操作において、複製された全部床義歯を咬合器装着時のレジストレーションマテリアル（咬合採得体）として使用する方法を紹介している。

　下平ら（2010）は、上顎広範囲欠損症例に対し、上顎の顎義歯の複製義歯を製作し、これを個人トレーおよび咬合床として用いて、頬骨に埋入したインプラントを固定源とする顎義歯を製作する方法を報告している。

　また、Zafiropoulosら（2014）は、全顎インプラント補綴症例に対し、旧義歯に対する複製義歯をサージカルガイドとして用いる方法、また、複製義歯により咬合採得を行う方法を紹介している（図5）。

　Al-Thobityら（2016）は、上下顎無歯顎症例に対する固定性補綴装置による治療において、複製義歯を暫間上部構造として使用することを提案している。

　歯科治療に応用され始めたCAD/CAMシステムを、複製義歯製作に用いる試みが2000年前後から発表され始めている（詳しくは8章「義歯の複製法」「デジタル技術を用いる方法」を参照）。

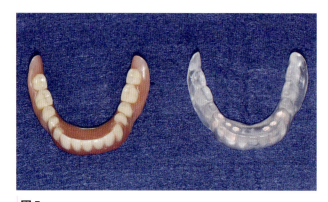

図5
複製義歯は、CTの撮影および術中のサージカルガイドに非常に有用である

Kawahataら（1997）は、2台のCCDカメラによる非接触型の計測装置で義歯の形状を計測、再現し、そのデータを元にモデリングワックスを切り出して、ワックスによる複製義歯を製作した。義歯外形の計測精度および切り出しの精度双方ともに、まだ臨床応用にはほど遠いものの、CAD/CAMシステムを複製義歯製作へ応用できる可能性が高いことを示した。

　また、Kurahashiら（2016）は、ハンディスキャナーにより義歯の概形をスキャニングし、3次元プリンターで出力したポリ乳酸（polylactic acid；PLA）による複製義歯を個人トレーとして用いて全部床義歯を製作する方法を考案した（図6）（p. 64 図64 参照）。

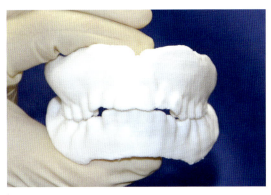

図6
ハンディスキャナーにより義歯の概形をスキャニングし、3次元プリンターで出力したPLAによる複製義歯。個人トレーとして用いる。P.64 図64 参照（Kurahashi et.al, J Prosthodont Res., Jan; 61(1): 81-86, 2017）

　一方、Bidraら（2015）は、米国ですでに商用化されているシステムに従い、2回の来院でCAD/CAMにより複製義歯を製作、装着し、補綴専門医と患者のそれぞれの満足度をVAS法で判定した。その結果、CAD/CAM複製義歯装着1年後では、患者、補綴専門医ともに義歯は「好ましい」と判定した。患者の79％がCAD/CAM義歯全般に非常に満足であるとしたが、そのうち約50％はCAD/CAM複製義歯の維持、安定、義歯床の適合はあまり良くないと判定しており、CAD/CAM義歯を「非常に良い」「良い」と判定した補綴専門医はわずかに50％であった（図5）。

　複製義歯に対する満足度を検討した報告はほかにもある。

　Ellisら（2007）は、通法で製作された全部床義歯と複製義歯に対する患者満足度をアンケート調査し、術前、術後ともに、快適さ、義歯の安定性、見た目、話しやすさ、OHIP-20等のスコアにおいて両群間に有意な差はないと述べている。

　Kamalakididら（2016）も同様に、通法による全部床義歯と複製義歯に対し、患者の慣れと満足度には有意な差がないとしている。これらの報告は、Davisら（1993）やScottら（2006）の研究結果とも一致している。

7 義歯の複製法

1 フラスクを用いる方法

　複製義歯の方法としては、大別して以下の2つが考えられる。もちろん、複製しようとする元の義歯の信頼度そのものに加えて、複製義歯の用途によって決まることである。1よりも2の方が、複製そのものの精度は厳密ではなくなる。

1 現義歯をそのまま複製する場合

　主として取り扱い上のミスで破損したり、材質の疲労のほかは良好と判定したならば、複製後口腔内に装着する。この場合は、できるだけ精度も高く、再現度の良いものが良く、テクニック的には複雑でも、たとえばsilicon layered technique（複製義歯の最終印象面の一層は精密なシリコーン印象材でとる方法）などが良い。材質は常温重合レジンであるが、歯冠色と床用とを区別して用いる。歯冠色はさらに筆積み法を用いれば、再現性はより勝る。加熱重合とすることも可能である。

　本法は高齢者や来院条件に無理のある患者、暫間義歯の用途として使う。

※現義歯を修正した後、複製する場合
現義歯を修正の後、1と同じく複製し、口腔内で用いる。治療用義歯の用途から、一応の最終義歯の作製のとき有用である。

2 現義歯をあくまで新義歯作製のガイドとする場合

　この場合が日常では最も頻度が高い。複製義歯を単に最終印象用トレーとして利用したり、排列のガイドとして利用する。この場合には操作性の良いアルジネート系印象材の応用が良い。上下総義歯の場合で、複製に要する時間は1時間以内であり、患者の来院回数を2～3回少なくすることができる。加えて、全くガイドなしに作製する場合に比べて印象、咬合高径の決定などで過ちをおかすことがきわめて少なくなる。

　本法は、診療時間の短縮や、ミスの防止として役立つが、現義歯のそのままの複製ではない。このことは、現義歯が要修正であったためであるが、人工歯の選択や床用材料を加熱重合したり金属床にしたりして、より良い義歯を作製するためにはむしろ優れている。

目的や、現義歯の正しい判定があれば、文献的に報告されているどの方法も、今日といえども応用可能である。

ところで、実際この方法を臨床で応用していてよく受ける質問は、精度についてである。この方法の背景をよく理解すれば、精度が第一義的でないことは理解できると思う。実際、文献的にも複製義歯の寸法精度について検討を加えたものは少ない。

Chamberlain & Basker（1967）は、複製義歯をいろいろな点で頬舌的に切断し、マスター模型へ戻すことで精度を調べた。その結果、きわめて正確であったと報告している。さらに臨床テストでは、複製義歯は元の義歯と変わらず、口腔内でどちらか判定することが困難であったと報告している。

Heath & Basker（1978）は、彼らの用いたフラスクとアルジネート系印象材による方法と、Cooper & Watkinson（1976）の用いた印象用トレーとアルジネート系印象材による複製の方法について比較、検討した。上顎総義歯の長径や幅径など9つの2点間距離を計測し、Heath & Basker の方法では、最大収縮は 0.41 〜 2.5％であったのに対し、Cooper & Watkinson の方法では、最大収縮は 14.73％を示す部位と、最大膨張 1.75％を示す部位をも認めた。これらの寸法変化の差は、印象材の歪みではないかと考察している。そして、堅固なフラスクに保持することが、寸法精度を高める上で重要であることを指摘している。

Duthie et al.（1978）は、パテ状シリコーン印象材を用いた。そして、ワックスとシェラックにより複製した義歯（wax/shellac replica）の寸法変化は、平均1％以下（0.1 〜 2.9％）であったと報告している。

不定型立体の完全な複製は困難である。しばしば行なわれている原型と複製の再現精度の比較も、結局は標点間（2点間）の寸法変化であって、立体全体としての再現精度をみることは不可能に近い。

しかし、一般に均一な物質では、等法的に変化すると考えられるため、標点間の寸法変化を比較することで立体全体の実像を想像することはできるであろう。

このような観点から、われわれは基準義歯上の標点間寸法と、複製義歯上の対応する標点間寸法を計測し、再現精度を調べた。計測方法は、Heath & Basker に準じ、さらに彼らの報告は上顎のみであったが、下顎義歯についても行った。

複製は介在する印象材の厚みが比較的均一になるようなフラスクとアルジネート系印象材として変色性ハイテクニコール（ジーシー）を用い、フラスクと印象材の接着を高める目的でテクニコールボンド（ジーシー）を用いた。常温重合レジンとしては、リベロン（ジーシー）を用いた（使用方法は、すべて製品の使用指示書に基づき使用した）。

計測部と結果の概略は**図1**に示すとおりである。

上下顎5組の複製義歯の計測の平均は、上顎では 0.33 〜 1.58％の収縮を認めた。下顎では 0.34 〜 2.63％の収縮を認めた。

このように、文献的に複製義歯をながめてみると、目的としては①ガイドとして利用、②そのまま仮の用途として使用、の2つに分かれる。使用材料は、寒天、石膏、シリコーン印象材、アルジネート系印象材がみられる。そしてどの方法も、目的を選べば今日といえども利用できる。利用しようとする複製義歯の目的が何であるか、現義歯はどれほど信頼性が高いのかの判定が、即、方法・

使用材料を決定するであろう。

いずれにしても、利用しようとする現義歯の適切な判定、複製義歯を何に利用するか、そのためにはどの方法が良いのかの判定が重要であることは言うまでもない。

患者の全身および口腔の状態、さらに患者の受療条件などを総合的に考慮して複製義歯を正しく、今日までの義歯製作の理論と実際に照らして、理論的にも日常臨床上、より優れているという場合に応用したいものである（図2〜38）。

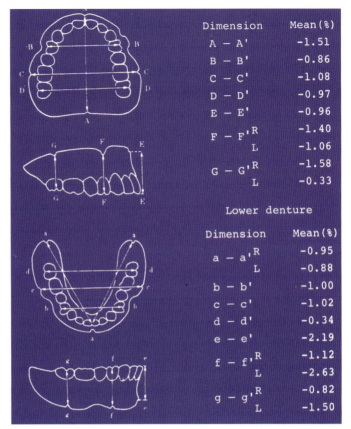

図1　標点間の寸法変化

症例 A (図2〜15)

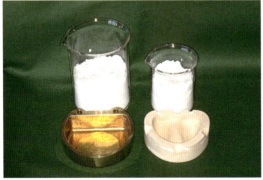

図2
義歯床重合用フラスクと自家製フラスクでは、必要な印象材の量は約2：1である

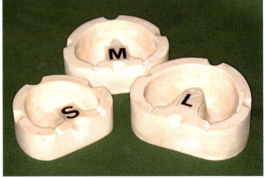

図3
大（L）中（M）小（S）の試作フラスク

フラスクを用いる方法 | 47

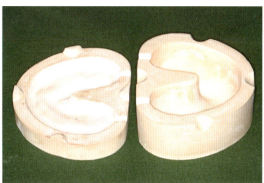

図4
同拡大

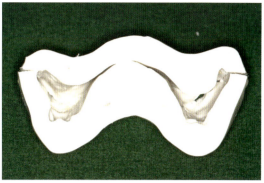

図5
比較的印象材の厚さが均等であることがわかる

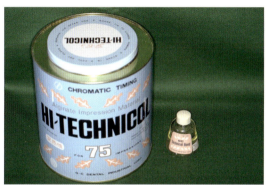

図6
アルジネート印象材と接着剤

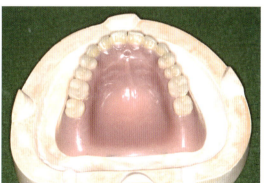

図7　上顎義歯用

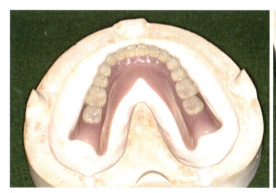

図8　下顎義歯用

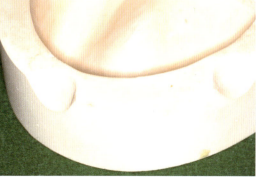

図9
定位置に収まるようノッチを付与

第 7 章　義歯の複製法

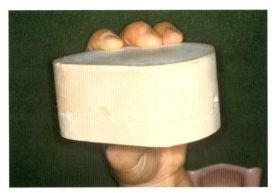

図 10
浮き上がりがないかチェックする

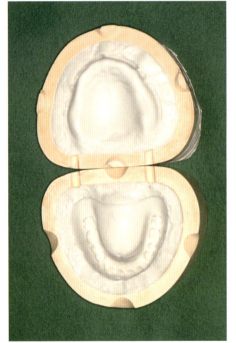

図 11　シリコーンによる複製

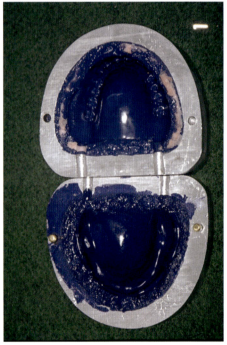

図 12
一層のみシリコーン印象材を使用（layered silicon mold technique）

フラスクを用いる方法 | 49

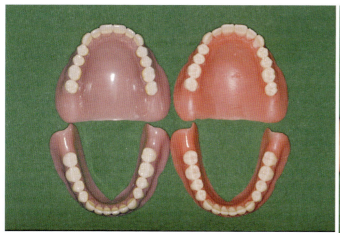
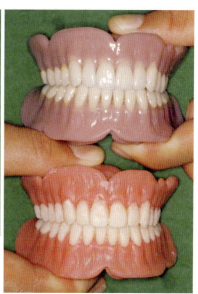

図13
上図右、右図下：歯冠色と歯肉色常温重合レジンによる複製義歯

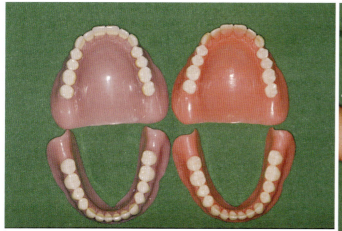
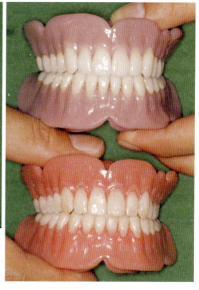

図14
上図右、右図下：さらに歯冠色の再現を注意深く行い、仮義歯としての機能をもたせた

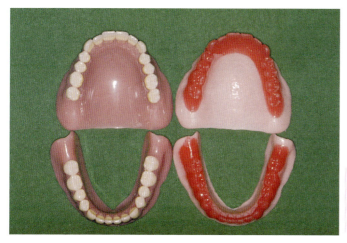

図15
図右側：人工歯部はワックスとして、人工歯排列のガイドとした。床は基礎床としての常温重合レジン製

症例 B (図16〜38)

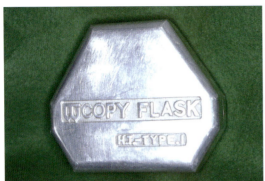

図16 コピーフラスク（H.T.-TYPE1）
（p. 60 図55 注4参照）

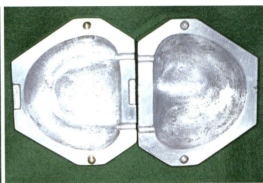

図17 内面

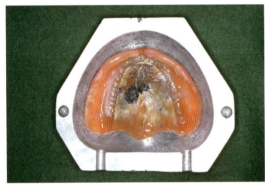

図18
複製しようとする義歯を入れてみる

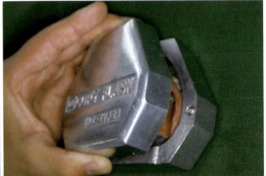

図19
ふたを確認する

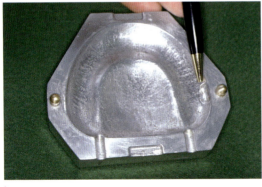

図20
めったにないが、一部当たるところがあれば削る

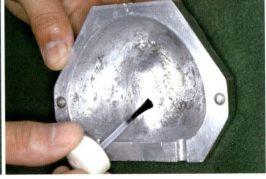

図21
アルジネート印象用の接着剤を塗布する

フラスクを用いる方法 | 51

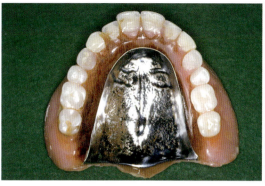
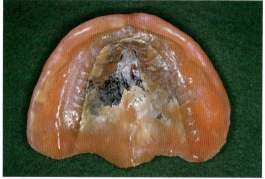

図22
床外形、咬合、人工歯の摩耗の状態は保存したほうが良いと判断できる。内面は不適合であることを物語っている。リラインの適応と考えられる。金属床であるので接着性レジンにて加熱重合するために、数日間義歯を預かる期間、仮義歯を製作する

👉 **Check!**

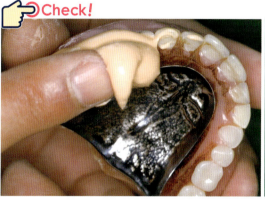
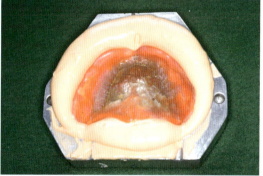

図23
咬合面に気泡を入れないよう、手指で細部へ印象材をもっていく

図24
フラスク内へアルジネート印象材とともに定着する

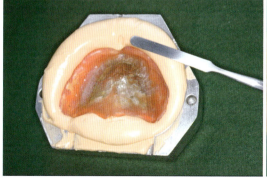
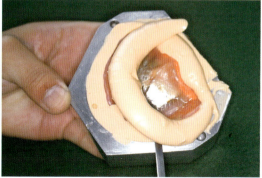

図25
余剰アルジネート印象材はセメントスパチュラで取り除く

図26
ときどき印象材を飛び散らかし、チェアサイドワークとしては汚い例もあるが、硬化のタイミング、印象材の使用量などを適切にすれば小ぎれいにできる

52 | 第7章 義歯の複製法

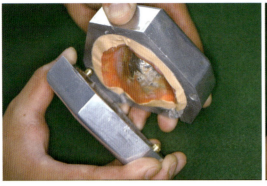

図27
ふたをして確認する

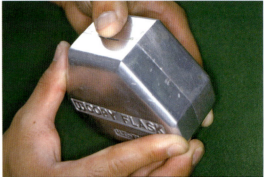

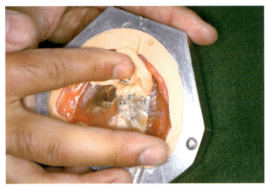

図28
印象材の届きにくいところへは、気泡の侵入を防ぐため手指でもっていく

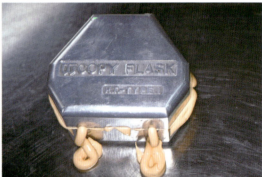

図29
浮き上がらないよう圧接

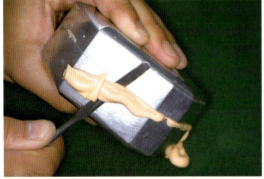

図30
余剰印象材を取り除く

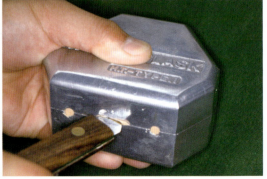

図31
静かに上下フラスクを開く

フラスクを用いる方法 | 53

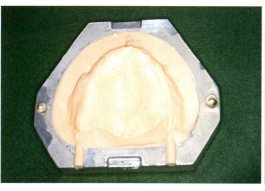
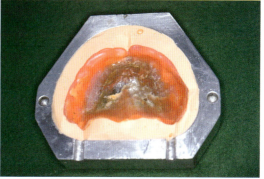

図 32
一般にアンダーカットやインターロックのあるほうへ義歯は付着してくる

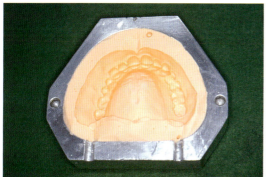

図 33
静かに義歯を取り除く

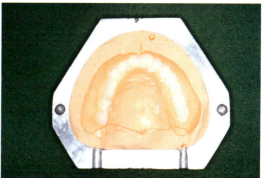

図 34
人工歯部のみ、先に歯冠色常温重合レジンを填入する

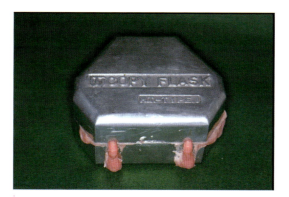

図 35
歯肉色レジンを填入

第7章 義歯の複製法

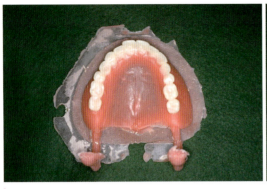
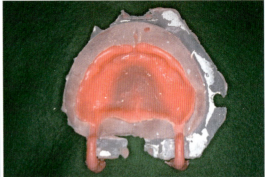

図36
歯肉色レジンを塡入し、複製義歯を取り出す

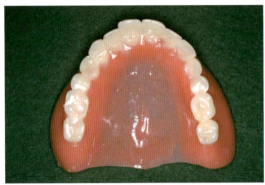
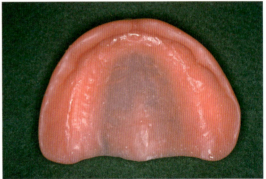

図37
研磨する

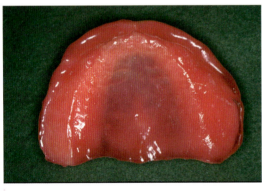
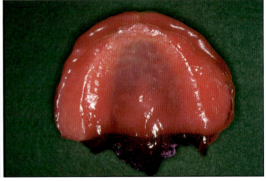

図38
口腔内に試適してみると、患者さんは多くの例でぴったりであると満足することが多い。しかし、一般に床内面の頰側、口蓋皺壁部が当たることが多いので、このような部分はやや削除してから暫間裏装材と併用する

※アルジネート印象材が不足のとき追加する方法

使用印象材の量が多くなり、ときには不足することがある。この場合、アルジネート印象材の不足分を追加して印象を完成することができるので、あわてて全部取り替える必要はない。

症例 C　　　　　　　　　　　　　　　　　　　　　　（図 39 〜 52）

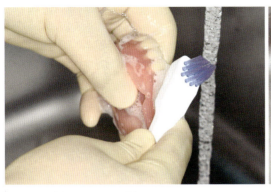
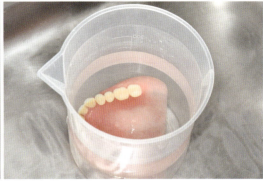

図 39　義歯の前処置と清掃
印象直前には、機械的清掃と超音波洗浄を行う。
必要があれば印象前に義歯の咬合調整や形態修正、義歯を用いた機能印象等を行う

👉 **Check!**

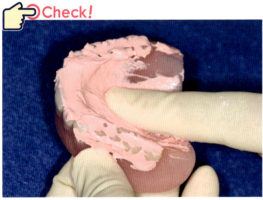
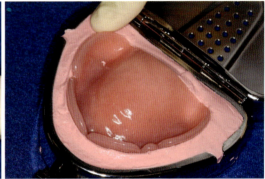

図 40　下部フラスクへの義歯の埋没
左：操作時間を確保するためアルギン酸印象材を冷水で練和後、気泡が入りやすい咬合面、歯頸部や口蓋に印象材を塗布する
右：印象材を下部フラスクに流し込み、義歯の咬合面が下になるように埋没する。この時、印象材が粘膜面に入らないように注意する。また、義歯床縁を正確に再現するため、床縁まで印象材で覆わない。印象材が硬化する前に、印象材表面を滑沢に仕上げる

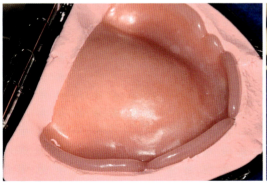
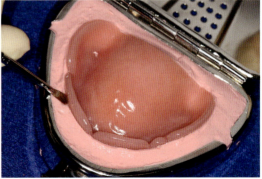

図 41　下部フラスクの修正
左：印象材が完全に硬化した後に、フラスク周囲の余剰な印象材を除去する。また、義歯床縁部の印象材をエバンス彫刻刀等で修正する。上部フラスクを閉じた時に、上下フラスク間にすき間が無いことを確認する
右：上部フラスクとの分離をよくするために、印象材表面にワセリンを塗布する

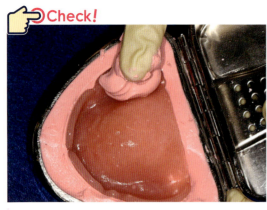
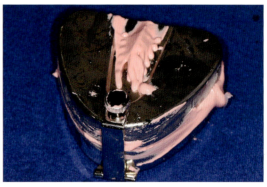

図42 上部フラスクへの義歯の埋没
左：印象材を練和後、気泡が入りやすい歯槽部から義歯粘膜面全体に印象材を塗布する
右：印象材を上部フラスクに流し込み、上下フラスクをしっかりと合わせる

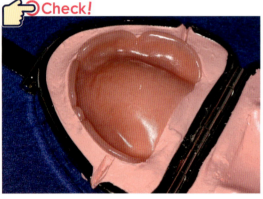
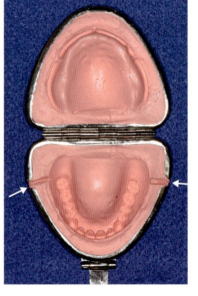

図43 開輪と前処置
左：印象材が完全に硬化した後、まわりの余剰な印象材を除去して、開輪する。次に、填入時のレジンの圧で印象材が歪まないように、下部フラスクの切れ目（矢印）に合わせて印象材をカットし、レジンの溢出孔を作る
右：義歯を取り出し、填入するレジンとの分離剤として、印象材表面にワセリンを一層塗布する

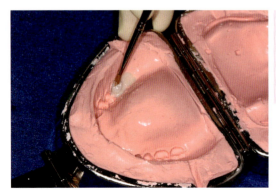

図44 人工歯部へのレジン注入
ダイナミック印象等で患者が暫間的に複製義歯を使用する場合は、人工歯部には歯冠色の常温重合レジンを注入する。
より審美的に仕上げるためには、人工歯部は筆を用いて常温重合レジンを築盛する

フラスクを用いる方法 | 57

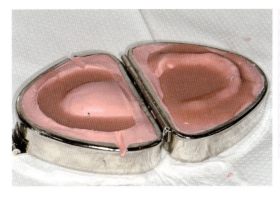

図45 常温重合レジンの塡入
人工歯部のレジンが硬化した後、バイブレーターを使用しながら上下フラスクに常温重合レジンを塡入する。
歯肉頬移行部、人工歯部レジンとの境界部などの気泡が入りやすいところは注意深く流し込む。
用いる常温重合レジンは、義歯複製用常温重合レジンといわれるレジンのほか、いわゆる流し込み床用レジン、アクリル系直接リライン材、各種常温重合レジンが使用できる

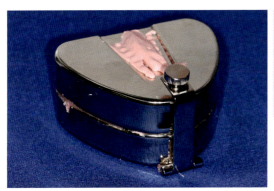

図46 上下フラスクの固定
レジンの流動性が大きいときに上下フラスクを閉じると、大量のレジンが流れ出し、必要な部分にレジンが行き渡らなくなるので、やや流動性が悪くなったときに上下フラスクを閉じ、所定の位置で固定する。
フラスク間にすき間がないことを確認し、フラスク外に流れ出した余剰レジンを除去する

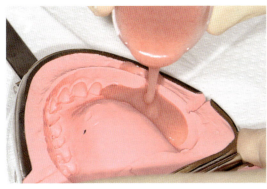

図47 常温重合レジンの塡入
－歯冠色レジンを用いない場合①－
暫間義歯を印象用のトレーとして診療室のみで用いる時には、人工歯部と床部に別々の色のレジンを用いず、同一の常温重合レジンを用いる場合もある。
常温重合レジンを練和し、バイブレーターを使用しながら上下フラスクに流し込む。
人工歯部、歯肉頬移行部等は気泡が入りやすいので、注意する

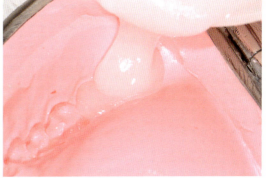

図48 常温重合レジンの塡入
－歯冠色レジンを用いない場合②－
床用の常温重合レジンの代わりにトレー用レジンを用いる方法である。
トレーレジンのモノマーを通法の2.5倍量用い、流動性が良い状態で流し込む。
人工歯部はモノマーの量を通法の3倍量用いた方が気泡が入りにくい

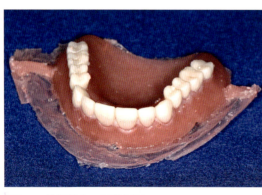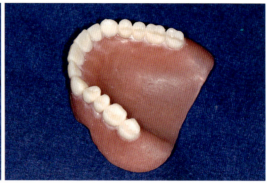

図49　複製義歯の形態修正
填入したレジンが完全に硬化した後、上下フラスクを開けて複製義歯を取り出し、バリ等を除去する。
印象時に気泡が入っていると粘膜面にレジンの突起として現れるので、注意深く観察し、除去する。
レジン填入時に気泡が入った場合には、常温重合レジンで修正する。
複製義歯をダイナミック印象等に使用する場合は、審美性、清掃性、舌感に配慮し、研磨を行う

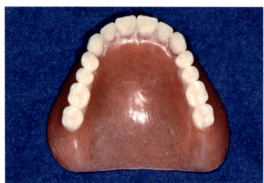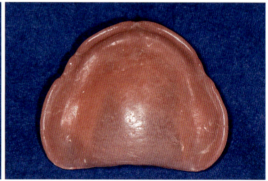

図50　完成した複製義歯
歯冠色レジンを用いた複製義歯

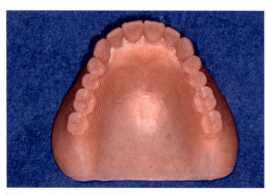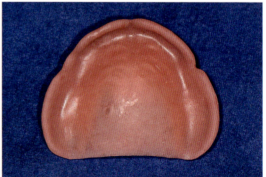

図51　完成した複製義歯
流し込みレジンのみを用いた複製義歯

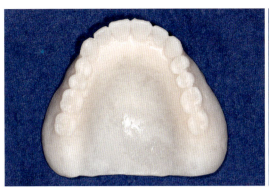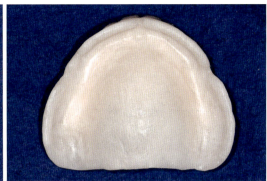

図52　完成した複製義歯
トレーレジンを用いた複製義歯

複製義歯印象用フラスク

現在手に入る複製義歯印象用フラスク。通常の義歯用フラスクでも代用可能

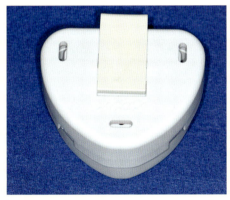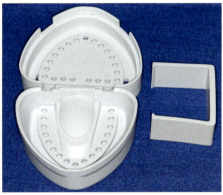

図53　デュープフラスコ
株式会社ジーシー

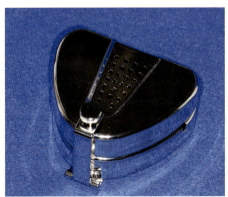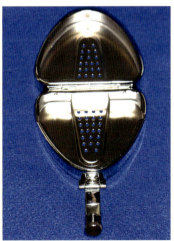

図54　レプリカフラスコ
亀水化学工業株式会社

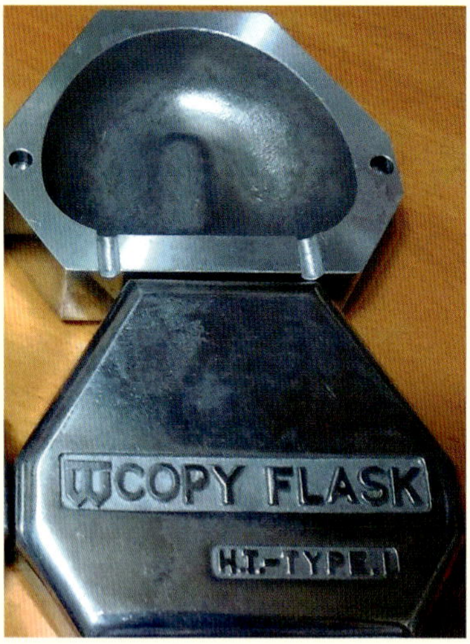

図55　コピーフラスク（注4）
和田精密歯研、トーワ技研

2　デジタル技術を用いる方法

1　複製義歯製作のためのデジタル技術とは

　近年の歯科診療とデジタル技術の融合は目覚ましく、特に **CAD**（Computer-aided design、コンピュータ支援による設計）/**CAM**（Computer-aided manufacturing、コンピュータ支援による製作）技術の応用によりわれわれは革命的な恩恵を受けている。
　現在行われている固定性補綴装置のデジタルワークフローを図56に示す。たとえば、印象材を

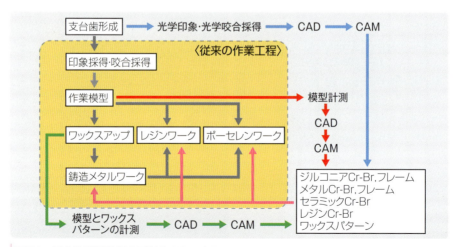

図56　固定性補綴装置のデジタルワークフロー

注4：2017年現在、本製品は市販されていない。

用いずに口腔内スキャナーにて歯列の印象採得を行い、さらにそのデジタルデータを用いてコンピュータ上でデザインしたクラウンやクラスプを模型を介さずに製作することが可能となっている（**図57**）。また、CT のデータを用いてコンピュータ上でインプラントの埋入部位をシミュレーションし、それを口腔内で明示するためのサージカルステントを CAD/CAM で製作することも行われている。

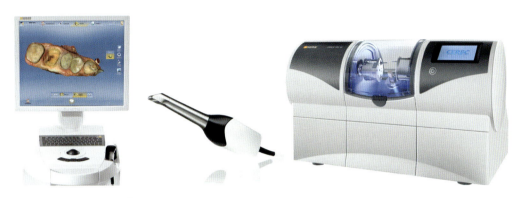

図57 CEREC システム®（文献1を参考）
デンツプライシロナ社（アメリカ）から販売されている CEREC システム®では、口腔内カメラによって支台歯、対合歯、咬合関係の情報を PC に取り込み、PC 上でデザインしたクラウンやインレーをセラミック、ハイブリッドレジン、ジルコニアなどのブロックから削り出すことができる（写真：デンツプライシロナ社よりご提供）

一方、義歯製作における現在の可能なデジタルワークフローを**図58**に示す。固定性補綴装置に比べるとその普及は遅れているが、クラスプなどの支台装置や連結子単体だけでなく、フレームワーク全体の CAD/CAM による製作は可能になっている（**図59**）。総義歯についても、すでにアメリカやドイツでは治療用義歯や咬合圧印象されたものをデジタルデータに変換し、CAD/CAM にて製作することが行われている（**図60**）[2]。

しかし、CAD/CAM を用いて総義歯のような粘膜支持タイプの義歯を直接印象する方法は、いく

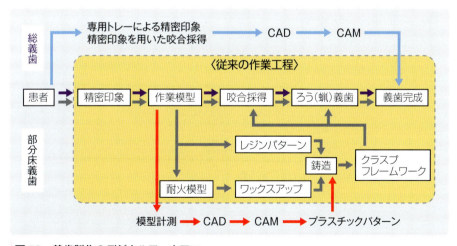

図58 義歯製作のデジタルワークフロー

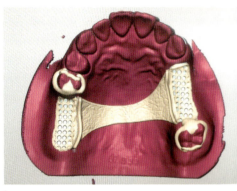
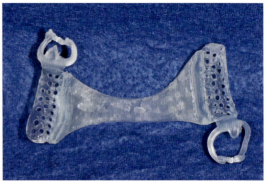

図59　CAD/CAMによるフレームワークの製作
PCに取り込んだ作業模型上でフレームワークをデザインし（左図）、3Dプリンタにてプリントアウトすることでレジン製のフレームワークが製作される（右図）。これを埋没、鋳造することでメタルフレームワークができあがる

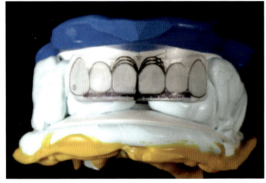
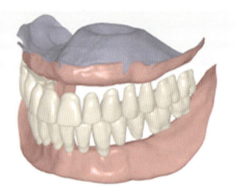

図60　AVADENT®（文献2より引用）
AVADENT®システムでは、初診時に専用トレーを用いて印象採得と咬合採得を行い（上左）、専用技工ラボへ送付する。そこでCADによる義歯のデザイン（上右）と、CAMによる義歯の削り出しが行われ（左）、完成した義歯が診療所に届けられる

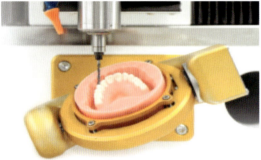

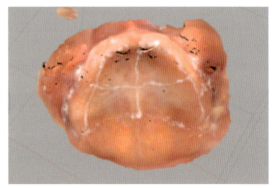

図61　光学印象によって採得された上顎の無歯顎顎堤
フォトグラメトリにより3次元構築した上顎の無歯顎顎堤。フォトグラメトリとは、複数の方向から撮影した写真の視差情報を解析して3次元的構造を構築する測量方法である

つかの研究は行われているものの[3]、まだ臨床応用はされていない（図61）。これは、総義歯の製作を例にあげると、義歯製作のためには機能時の粘膜の状態、つまり顎堤粘膜が義歯床を介して咬合圧により変形している状態を記録し、それを模型に再現して製作することが求められるが、光学印象では顎堤の非可動粘膜部分の解剖学的な形態しか記録できないためである。特に、義歯で重要な機能的な床縁形態を採得できないことがあり、今後の進歩が期待される。

2 複製義歯製作のための印象をとるには

　デジタル技術による印象採得は「デジタル印象」とも呼ばれるが、一般に光学スキャナーという装置で、対象物にレーザーなどを照射し、その反射波を分析して3次元形態を取得するのが一般的である。そのスキャナーには、口腔内の支台歯、歯列の3次元データを取得（以下、「スキャンする」と略す）する口腔内スキャナーや、模型などをスキャンする歯科用スキャナーなどがある。

　歯科用スキャナーでも、義歯のスキャンは困難である。義歯形態の3次元データを取り込むためには、現在2つの方法が考えられる。1つは、義歯を歯科用コーンビームCT（CBCT）の撮像場所にある一定の条件で設置し、撮像することによってその3次元データを取得する方法である（図62）。もう1つは、粘膜面観と咬合面観を別々に歯科用スキャナーでスキャンし、コンピュータ上で形態を再構築する方法である（図63）。

　我々は、義歯を持ち運び可能な回転台の上において、それを回転させながらポータブルスキャナーでスキャンする方法を提案し、臨床で使用している[4]（図64）。本方法は慣れれば5分程度で行うことができ、持ち運び可能なシステムで、訪問歯科診療でも応用可能な方法である。

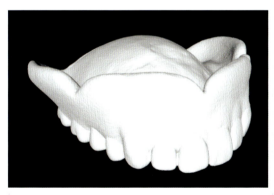

図62　CBCTによって採得された義歯の形態データ
CBCTを用いることで、非常に精密な義歯の3次元データを取得することができる。ただし、金属床や補強線が埋入されている場合には、アーチファクトが生じて適切な形態データの取り込みが難しくなる

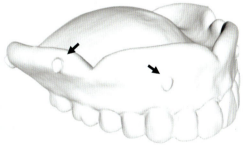

図63　歯科用スキャナーによって取り込んだ義歯の形態データ
粘膜面観と咬合面観の別々のデータを重ね合わせる必要があり、図中のマーカー（矢印）は重ね合わせの指標にするために義歯に付着させたものである。本方法ではCBCTとは異なり金属床であろうとスキャニングすることができるが、非常に時間と手間がかかる

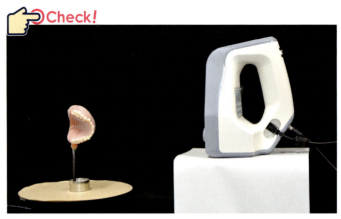

図64 ポータブルスキャナーによる義歯のスキャン
義歯を回転テーブルに取り付け、義歯を回転させながらポータブルスキャナーにて断続的にスキャンしていく

3 複製義歯の製作方法

　得られた義歯の3次元データを、専用のソフトウェアで所望の義歯にデザイン（CAD）後、その設計データをコンピュータ制御の加工機に送って製作する（CAM）。実際の義歯に製作する方法は大きく分けて、ミリングマシーン（コンピュータ制御の切削加工機）で切削成形する方法（ミリング加工法）と、3次元プリンターにより造形する方法に分かれる。

　ミリング加工法は、現在の補綴領域における固定性補綴装置製作で最も頻用されている方法である（**図65**）。ミリング加工法によってジルコニアやCo-Cr、Tiなどのセラミック、金属だけでなく、レジン、ワックスなども削り出し、技工物の製作にも使用されている。ミリング加工法によって複製義歯を製作するためには、義歯が完全に埋まるくらいの大きさのアクリル樹脂のブロック体（ディ

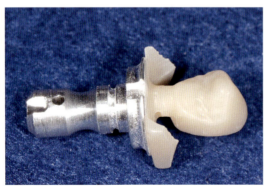

図65 ミリング加工法による固定性補綴装置の削り出し
レジンブロックより削り出された直後のCAD/CAM冠。この方法により、以前は不可能だったジルコニアや重合度の高いハイブリッドレジンを固定性補綴装置に応用できるようになった

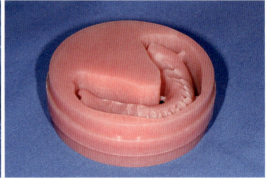

図66 アクリル樹脂ディスク
義歯を削り出すためには、CAM機器に設置でき、義歯が完全に埋まる大きさ・形態のアクリル樹脂ディスクが必要である。また、義歯を削り出すための専用ソフトも必要となる。
（写真：東京医科歯科大学　金澤 学先生よりご提供）

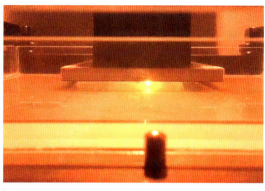 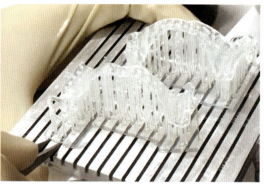

図67 3次元プリンターによるプラスチックパターンの製作
左図中央の黄色く光っている部分がレーザー照射部位であり、専用液の照射部位のみが光硬化していく。できあがったプラスチックパターンは非常に軟らかいため、変形防止のためにも慎重に取り扱わなければいけない（右図）。この後、光照射器によって最終重合を行う

スク）が必要となるが（**図66**）、**まだ薬事認可された製品は販売されていない。**

3次元プリンターによる造形する方法は、製作物を一層一層、積層して作っていく方法（**図67**）で、熱可塑性樹脂を高温で溶かし積層させていく方法や、プラスチックや金属をレーザーで固めていく方法などがあり、このような製作法の総称を、以前はRapid Prototyping、今はAdditive manufacturingとも呼んでいる。**この方法による口腔内で使用できる認可材料はないが、**我々はアクリロニトリル－ブタジエン－スチレン（ABS）樹脂やポリ乳酸（PLA）樹脂などの熱可塑性樹脂の積層で製作した複製義歯の臨床応用を目指している。

4 デジタル技術で義歯を複製する長所と短所

まずデジタル技術で補綴装置を製作する長所を**表1**にあげる[6, 7]。複製義歯製作に限れば次の**3つの長所**が重要である。

表1 デジタル技術で補綴装置を製作する際の特徴

長所	短所
デジタルデータの保存と再利用	従来の手作業と比べて細部の調整が困難
画像や構造解析を基にした修復物・補綴装置の設計	計測装置や加工装置の精度によって最終修復物の適合性に影響
データ転送による歯科技工のネットワーク化	顎口腔の機能時の再現が困難
安全性、強度、審美性に優れた新素材の利用	装置の初期導入コスト
内部欠陥のない安定した品質の材料の利用	細かな色調の再現が困難
修復物・補綴装置の適合性を安定的に再現	
作業工程の省力化・効率化	
作業環境の改善	
情報伝達、構造設計に対する評価	
医療廃棄物排出量の減少	
感染予防	

1つめは義歯の形態データをコンピュータ上のハードディスクに保存可能となるため、**データを再現することが容易となる**ことである。義歯形態のデジタルデータ保存が可能となることで、将来にわたってこの義歯データを使ってさまざまな解析を行い、義歯を簡単に再現できる。一昔前では、大容量のデータは処理に多大な時間を要していたが、昨今の技術革新により高速データ処理が可能となり、かつデータ処置が自動的に行えるソフトウェアが普及し可能になってきている。また近年データ通信のオープン化が進められてきており、STLデータ形式で保存を行えば、ほとんどのソフトウェア、システムに対応することができる。

2つめは、**製作過程の面での長所**である。従来行われてきた複製義歯の製作法は、義歯用フラスクを用いて不可逆性の弾性印象材にて埋没を行い常温重合レジンを流し込み、硬化して形態修正したのち複製義歯の完成となる。一方、デジタル技術を用いた複製義歯は対象となる義歯のスキャニング、CAD用ソフトウェアへのデータ転送と形態の微修正、CAM用のソフトウェアへのデータ転送で複製義歯の完成となる。デジタル技術における複製義歯製作は、従来法に比較して、材料の収縮と膨張による影響を排除することができ、工程自体が圧倒的に簡素化される。後述するが、スキャン方法、切削法か造形法かによる違いはあるが、デジタル技術を用いた複製義歯製作法は従来法に比べて、高い精度を有している。

3つめは、**製作する複製義歯用材料に関して**である。従来法であれば常温重合レジンといわれるアクリル樹脂を用いての製作が基本的な方法である。一方、デジタル技術を用いての製作では、アクリル樹脂に加えて、PLA樹脂、ABS樹脂等の造形に適した新規材料を使用でき、将来にわたって大幅な使用材料の進歩や刷新が期待されている。また従来法では必要であった印象材や余剰な常温重合レジンの廃棄物の排出量が減少するため環境にやさしい方法であるといえる。デジタル技術の導入にあたって機械の購入に初期投資が必要であるが、多数の義歯を複製すれば、ランニングコストの削減につながる。作業工程の簡素化により、患者の使用している義歯に接触する機会が減少し、感染予防の面からもデジタル技術の利用は長所となりうる。

一方、デジタル技術を用いて複製義歯を製作する際には、**装置の導入**と**審美面**の2点が問題となる（**表1**）。

従来法に必要な器材としては、複製義歯用フラスクに毎回の印象材と常温重合レジンだけである。一方デジタル技術を用いた方法では、パーソナルコンピュータ、義歯を読み込むスキャナー（ハンディスキャナー、コーンビームCT等）、CAD用ソフトウェア、3次元プリンターあるいはミリングマシーン、CAM用ソフトウェア、複製義歯用材料の導入が最低限必要になってくる。これら特別な装置の導入には、いずれもそれらの機器に対する高度な知識が求められ、高額な初期コストが必要となる。導入後に関しても、いずれの装置にも操作に対する高い熟練性とメンテナンスが求められる。複製義歯に関してのみの導入ならば、全く採算に合わない。

完成した複製義歯を暫間的に使用せず、印象採得・咬合採得に使用するのであれば審美面に対する要求は求められないので問題はない。しかし、暫間義歯として使用するのであれば、審美性に問題を生じる。歯科用の3次元プリンター、ミリングマシーンのどちらにおいても、現状の製作対象は固定性補綴装置を目的としており、歯科技工士による手を加えれば細かい彩色が可能だが、単色での仕上がりが基本となる。そこで後述するような操作あるいは、高価な装置が必要となってくる。

しかしながら、この分野の進歩は急速であり、複製義歯製作程度なら汎用のスキャナー、プリンターなどを用いて一般診療所で十分に対応できる時代がすぐそこまで来ていると考えられる。

5 デジタル技術での複製義歯の材料

複製義歯の製作に対して、ミリングマシーン、3次元プリンターいずれのデジタル技術を用いるにあたって、従来の歯科技工では不可能であったさまざまな材料を用いることが可能である。

ミリングマシーンならば、ジルコニアをはじめとするセラミック材料やスーパーエンジニアリングプラスチックも使用可能となる。また従来から用いられている金属材料やアクリル樹脂も鋳造欠陥、重合欠陥のない高品質な材料ブロック体（ディスク）が提供される。従来の加熱重合法にくらべ義歯の曲げ強さなどの物性が向上するといわれている[8]。

一方、3次元プリンターでは、アクリル樹脂に加えて、PLA樹脂、ABS樹脂等が提供される。PLA樹脂は植物（デンプン）由来のプラスチック素材で、乳酸を重合することによってできる高分子素材であり、石油を使用せず、廃棄後、二酸化炭素や水などに分解されることから環境に優しい材料といわれている。ABS樹脂はアクリロニトリル、ブタジエン、スチレンからなる三元共重合体であり、3つの樹脂の特徴をもつプラスチック素材である。機械的強度や加工性が良いため、汎用性の高いプラスチック素材として、自動車や電気製品など多くの分野で用いられてきた。加工性の高い素材であるために、近年3次元プリンターの材料として用いられている。

これらの樹脂材料や機器はまだ医薬品・医療機器等法の認可を受けておらず、一般的には使用できない。しかしながら、これらの材料の有害性、歯科臨床上必要な物性については、問題は少ないと考えられる[9]。有害性については細胞毒性試験を行い、ABS樹脂とPLA樹脂の浸漬液を用いてマウスの線維芽細胞様細胞の細胞生存率を測定した。その結果24時間、48時間、72時間のいずれの時間経過でも、アクリル樹脂と比較して細胞生存率は同程度であり、常温重合レジンと比較して優位に高かった（**図68**）。強度に関する物性値は**表2**にあげるが、歯科材料との接着性については、後述する。

色に関しては、さまざまな色の材料が提供されているが、汎用3次元プリンターでは、当然のことながら口腔内に使用できる色をもった材料は提供されていない。

今後、**歯科材料として認可を受けたプリンター材料の登場が待たれるところである。**

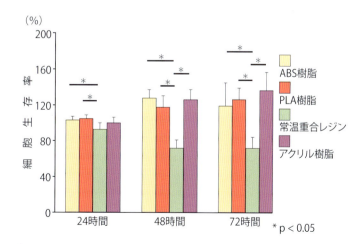

図68 各試験片における細胞生存率（文献9より引用改変）

表2 デジタル技術で用いられる材料の強度に関する物性値（文献10, 11より引用）

材料	引張強さ（最大：MPa）	曲げ強さ（最大：MPa）	圧縮強さ（最大：MPa）
PLA樹脂	65.73	94.70	17.93
ABS樹脂	38.15	59.63	7.59
アクリル樹脂	49〜58	117.68	68.65〜88.26

6 製作時の精度

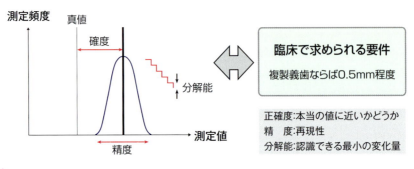

図69 精度とは

　デジタル技術で製作した複製義歯の精度は、従来法で製作したときの義歯の精度と比較してどの程度であろうか、つまり複製義歯が有しなければいけない粘膜面への適合性や顎間関係（咬合接触関係）がどの程度再現されるであろうか。

　まず、精度というのはどういう風に理解したらいいかを図69に示す。数字のみで精度がいいとか、悪いとかはいえない。もともと複製義歯の場合、口腔内での修正、調整されることを前提としており、しかもリライン材やティッシュコンディショナーで裏装することが多い。しかも粘膜の被圧縮

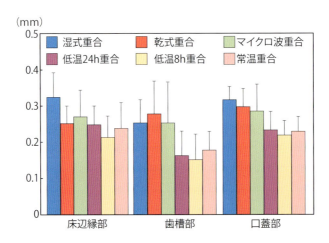

図70 重合レジン床義歯の変形（割出し後1時間後の床と重合模型との間隙）（文献12より引用改変）

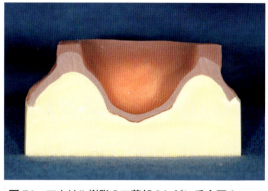
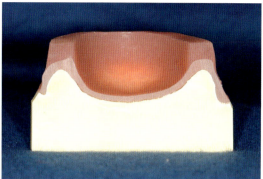

図71 アクリル樹脂の口蓋部のレジン重合歪み
深い口蓋ほど、その部分の適合が問題となる

性を考慮すれば、クラウンブリッジで求められる数十μmの精度は全く必要とはせず、10倍くらいのせいぜい0.5mm程度と考えれば十分である。

　デジタル技術で製作した複製義歯の精度は、デジタル印象の精度と造形あるいは切削時の精度に依存する。一方、従来の義歯の精度は、同様に印象精度と材料の収縮、膨張などに依存する。アクリル樹脂の重合ひずみだけを取り上げても結構大きいもので（図70）、深い口蓋を有するときには、その実質の歪み量は大きくなり、しばしば適合が問題となる（図71）。

　デジタル印象の精度は、つまりスキャナーの精度であるが、ハンディスキャナーの精度は、0.1mmであり、歯科用のスキャナーは数十μm程度とされ、複製義歯が求める精度と比べて高い精度と判断される。多少、デジタル化でデータ欠損が生じても、補間、平滑化の数値処理で補正できるし、できあがったものを従来の技工で調整も可能である。

　一方、デジタル技術による造形、切削のほうであるが、ミリングマシーンで切削してつくる場合には、クラウンブリッジでも求められる精度と同じ精度でできるため、精度的には全く問題ない以上に、従来よりも精度の良い複製義歯製作が可能と考えられる。3次元プリンターで製作する場合は、高さ部分の積層ピッチ幅（Z方向）と、ある一面の前後左右の精度（XY方向）の精度を考え

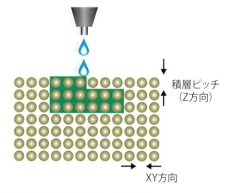

図72　3次元プリンターの精度

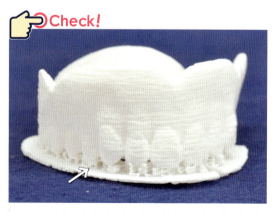

図73　3次元プリンターによる造形でのサポート
（矢印部分）

なければならない（図72）。一般に、XY方向の精度は、積層ピッチに比べて十分に小さく、表示されていないことが多い。また、同じ機器を使用しても、精度だけでは表せないソフトウェアの問題や材料の問題が影響する。細い支柱等、縦に立体的にせり上がる造形は難しく、積み上げた造形体がその自重で変形する問題が出てくる。これは、ミリングマシーンでもいえることであり、設計時のサポートをどうするかで解決する（図73）。したがって、設計のノウハウが必要になってくるが、複製義歯の場合には、形態上それ程問題とはならない。汎用の3次元プリンターの場合、高さ部分のスライス幅0.1mmであり、臨床的には全く問題ない値だと考えられる。実際、汎用の3次元プリンターで製作した複製義歯の適合は問題なく製作できている（図74）。デジタル機器での造形、切削の場合、機器のもつ最高（限界）精度があるが、精度の変更も可能であり、当然精度を落とせば、製作時間を短縮できる。

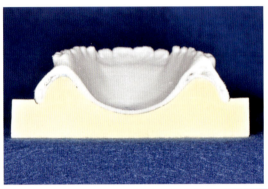

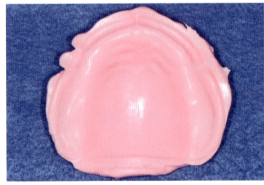 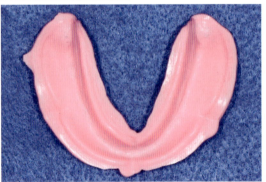

図74　ポリ乳酸樹脂による複製義歯の臨床的精度
口蓋の断面（上）、粘膜適合試験材による適合度（左、右）

7　審美性

　複製義歯の使い方にはいろいろあるが、主に暫間義歯として使用する。暫間義歯は、その用途によって、図75のように分けられる。いずれの場合にも、しばらくの間、口腔内でその義歯を使用することになるわけで、患者が審美的にも機能的にも許容できる状態にしておかなければならない。特に3次元プリンターにしろ、ミリングマシーンにしろ、デジタル機器で義歯を造形、切削する場

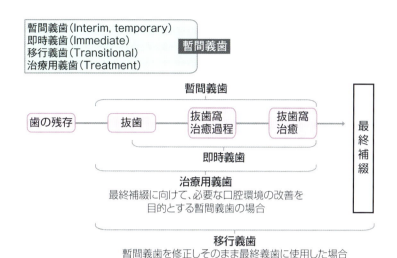

図75 暫間義歯とその分類

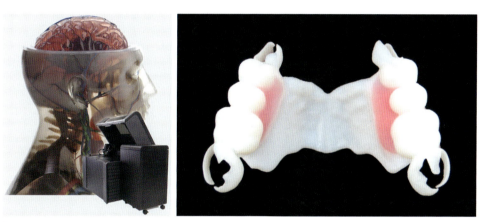

図76 Stratasys社の3次元プリンターとそのプリンターで造形した義歯
数色までの造形が可能になっている（写真：和田精密歯研樋口氏よりご提供）

合、複数の色を使い分けることは基本的には難しい。ミリングマシーンの場合には、複数の色をもったブロックをうまく切削するか、各色のパーツをそれぞれ製作し、あとで接着することで義歯を製作する。3次元プリンターの場合、最新鋭の機種では、複数の色の材料を組み合わせた造形も可能になっているものの（図76）、非常に高価である。

　通常は、人工歯の部分と義歯床部分をそれぞれ製作し、後で接着することが一般的である。前述したような光学印象の技術によって、装着している義歯について、図77のような擬似カラーを有する3次元データを取得する。その採得した義歯の3次元データをコンピュータ上で、人工歯の部分と義歯床部を切り分ける（図78）。コーンビームCTのSTLデータからも切り分けることは可能である。ただし、コンピュータ上で人工歯部分と義歯床部分を自動的に切り分けることができるソフトウェアはまだないので、術者がモニター上で切り分けをしないといけないのが現状である。そ

72 | 第7章 義歯の複製法

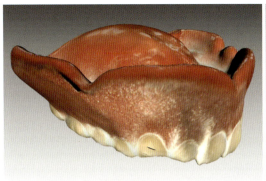
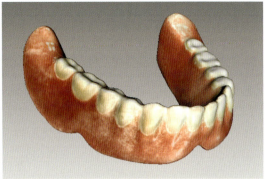

図77 擬似カラーをもつ義歯のデジタルデータ

の作業は結構大変である。

このデータを使用して、ミリングマシーンによって、歯冠色をもったレジンブロックと義歯床色をもったレジンブロックをそれぞれ切削加工し、2つの部分をあとで接着することで複製義歯を作成できる。このような方法で、審美的にも暫間義歯として使用できる複製義歯を製作することは比較的容易である。

汎用の1色でしか造形できない3次元プリンターでも2つの部分を製作し、貼り付けることで複製義歯を製作できる（**図79**）。ただし、汎用の3次元プリンターでは、人工歯色や歯肉色の色をもった材料がないため、色あわせは非常に難しい。したがって、まず白い材料で複製義歯を作り、口腔外に露出する歯肉部分を削除後、筆積みで歯肉色の常温重合レジンを盛り上げて作

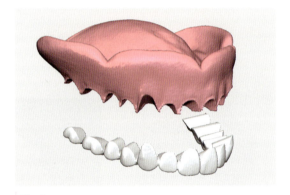

図78 採取した義歯のデジタルデータにおいて、人工歯部と義歯床部をソフトウェア上で分離する

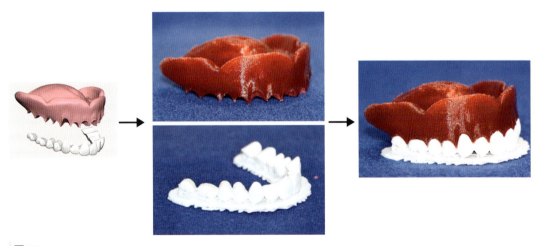

図79 人工歯部と義歯床部を分離したデータをもって造形し、その後を技工操作によって接着させる

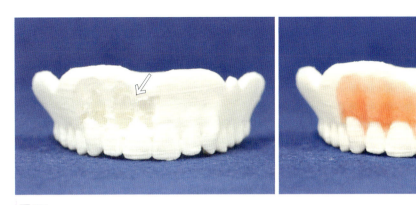

図80
白1色の汎用3次元プリンターで造形した義歯に、歯肉部分をバーで削除後（矢印）、同部に常温重合レジンを筆積みで歯肉色を付与した複製義歯（対比させるために右側のみ付与）

るほうが現在のところ容易である（図80）。歯科用の材料に適した色合いの造形材料が提供されれば、汎用の3次元プリンターでも、審美的にも許容できる義歯は簡単にできると考えられる。

8 形態修正をするには

　複製義歯は、治療用義歯として利用することが多い。当然、現在の義歯の形態に問題があるわけで、できるだけ標準的な形態、患者に適した形態にしてから、最終印象、咬合採得をすることが求められる。

　この場合には、現在装着中の義歯をある程度、常温重合レジンやリライン材によって修正してから複製義歯を製作する場合と、複製義歯を製作してから、複製義歯上で修正する場合に分けられる（図81）。後者で製作する場合においては、チェアサイドで確認した問題点を技工室である程度修正しておくことで、それ以降のチェアタイムを短くしておくことができる。一方、まずチェアサイ

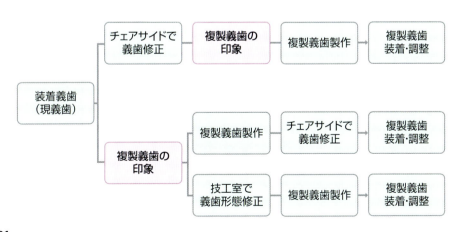

図81
複製義歯を用いた治療において、複製義歯を製作する時点は複数あり、それぞれ長所短所があることを理解する。

ドで装着の義歯を修正してから複製義歯を製作する場合は、複製義歯を最終義歯に近い状態で製作できる。いずれも一長一短があり、特に、前者の場合には、現在装着中の義歯を保存することで、義歯の改造のリスク、つまり改造したことによって患者の不満が増大するリスクなどを回避できることなど、それぞれの症例と各術者の状況で使い分ける必要がある。

デジタル技術を利用する場合には、装着中の義歯をデジタル印象してから、そのデジタルデータ上で、つまりコンピュータ上で形態

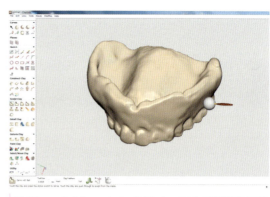

図82 コンピュータのソフトウェア上での義歯の形態修正

修正してから複製義歯を製作する場合が加わる。つまり、ソフトウェア上で義歯の修正が可能となり（図82）、技工時間やチェアタイムを少なくさせ、歯科材料の消費も少なくでき、しかも装着義歯の形態もデータ保存できる。

一方、デジタル技術で製作した複製義歯の形態修正を現在の歯科技工の技術でも行うことができる。デジタル技術で製作した複製義歯の母材がアクリル樹脂であれば、通常の常温重合レジンと同じ感覚で扱えば良いわけで、何ら問題はない。しかし、アクリル樹脂以外の3次元プリンターで用いられる材料はどうであろうか。PLA樹脂やABS樹脂と常温重合レジンとの接着は、アクリル樹脂よりは低下するものの臨床上問題ない強度で接着する（図83）。また、印象・咬合採得材料であるワックス、コンパウンドとの接着も従来のトレーレジンよりは低下するものの臨床上問題ない強度で接着する（図84）。ただし、PLA樹脂の場合には、耐熱性が低く、柔らかい材料であり、カー

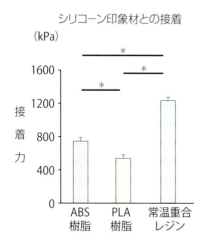
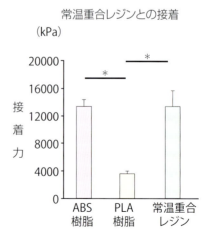

図83
シリコーン印象材と常温重合レジンとデジタル複製義歯材料との接着（文献9より引用改変）

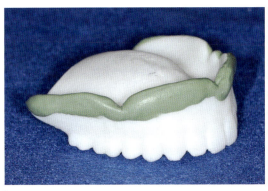 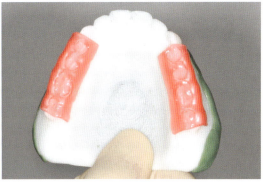

図 84 パラフィンワックスとコンパウンドとの接着
通常の咬合床や義歯と同じような臨床感覚で3次元プリンター材料に付着できる

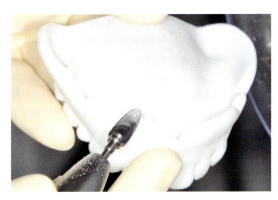

図 85
PLA 義歯のカーバイトバーによる切削。巻き付きやすい

バイトバーで切削するとわずかな熱でもさらに軟化し、切削片がバーに巻き付き、従来のアクリルレジンを切削する感覚とは大きく異なる（**図 85**）。また、複製義歯本体にも付着し、除去しづらくなり、切削量が大きい場合には問題になる。軟質系の材料と同じ感覚で、切削を考えるとちょうど良いと思われる。

第8章 複製義歯を用いた義歯治療の実際

1 複製義歯の多様性

　複製義歯はその利用目的により各種の使用法がある。すなわち、複製義歯を口腔内で使用するものとして、スペアー義歯、暫間義歯あるいは治療用義歯などがある。また、義歯製作の過程のある部分で使う方法も多い。さらに記録用として複製義歯を用いることもある。複製義歯を口腔内で用いるときは、大多数の症例で義歯裏装材を併用する。そこで、このような使用例の前に義歯裏装材の概略を述べる[※]。印象用トレーやガイドとして使用する複製義歯では具体例を詳しく示す。これまでの記載の多くが高齢義歯装着者を対象としているため総義歯の患者が多いが、部分床義歯や顎補綴の症例についても述べる。

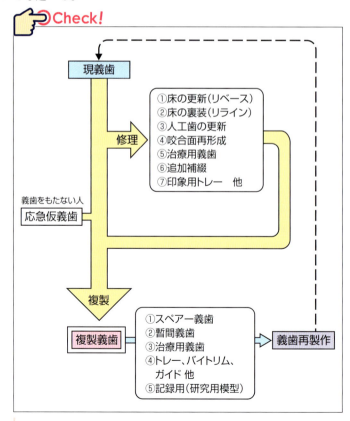

図1
複製義歯の多様性

※同一筆者による以下に詳しい。
デンチャーライニング（デンタルダイヤモンド社、2002）

2　スペアー義歯としての活用

　スペアー義歯は、義歯使用者にとっては、とても必要なものではなかろうか。眼鏡などでは予備を保有している人も多いが、義歯については患者から予備を要求されることは多くはない。義歯破損などで急患として来院したり、スピーチエイドの改変のために1～2日預かったとき、その患者が学校へ行くことを嫌がった例からはその必要性を十分に感じとれる。

　臼歯部のみの部分床義歯などでは咬合とか前歯部の保全など考えれば、決して望ましいわけではないが、数日間くらいはなくてもなんとか我慢できようが、会話、審美性の点からは、前歯部では人によっては短期間といえども義歯がないことは社会生活で困ることだと思われる。

　スペアー義歯は、義歯製作時に同じ人工歯を用いて作る方法、新義歯製作時に複製してレジン歯も作る方法などがある。

　また、現義歯とは別に、目的に応じて若干異なった義歯を予備として作ることも可能である。

　いずれにせよ、どこかの段階で複製のための印象操作があり、レジンの使用があって多少の歪みは避けられない。そこで口腔内試適時に、当たる部分を確認し、調整する。

　使用にあたっては、口腔内で常温重合レジンで直接リラインするか、用途によっては、目的に応じて裏装材を併用する。

　スペアーとして、時々使用したり、次の義歯を作り直す間、使用するのであれば、裏装材としては、取り扱いや清掃のより簡単な常温重合レジンがある。

　しかしスペアーとして患者が保有し、自宅で急に使用するときは、義歯安定剤を一層裏装して用を足すことになる。安易な義歯安定剤の害は、すでに報告されているとおりであり、安易に使用を促すものではない。しかし患者が現実に必要としていることがある以上、正しい使用法の普及を心がけることも必要であろう。

3　暫間義歯としての活用

　ここでいう暫間義歯は、本義歯を作るまでの、仮の、一時期使用のという意味である。"暫間"の定義によっては、多くの義歯がこの範疇に入ることもある。即時義歯も場合によっては暫間義歯となる。

　仮ということもあって、材質的には常温重合レジンが使用されることが多い。現義歯を複製し、歯冠色レジンと床用レジンを用い、調整と用途を考え、裏装材を併用する。

　暫間義歯は、しばしば次の治療用義歯を兼ねる。たとえば、咬合、床下組織の調整や、新しい顎位に対する試みなどである。

→症例　71歳男性（第4章　図1～5参照）

　長年使用の金属床義歯をリラインする技工期間中の暫間義歯。

4　治療用義歯から最終義歯への活用

　通常の"義歯"（一応、完成したと考えられるもので、可及的長期間使用することを期待し、治療的意図をもったダイナミックな変化を顎口腔領域全般に期待しないもの）に比べ、

（A）即時義歯

（B）仮義歯、暫間義歯、プレファブデンチャー、パイロットデンチャー、テンポラリーデンチャー、移行義歯、追加義歯

（C）治療用義歯

などと呼称される義歯がある。それぞれの義歯に要求する事項の主たる目的の違いによって、呼称も異なっていると考えられる。

　A群は、本来はいわゆる完成義歯（final denture など）にも近いはずであるが、歯槽骨の吸収などのために、B群の仮義歯・暫間義歯ともなりやすい。しかし、歯槽骨吸収の形態を可能な範囲で誘導することを意図することなどもあって、このなかにも原因などが不明なために、とりあえず仮義歯を装着して様子（生体反応）をみるという、治療目的は必ずしも明らかでないが、治療効果を期待するものが含まれる。

　C群は、明確な治療目的、たとえば TMJ problem に対して顆頭位の修正や上下顎関節の修正、あるいは粘膜調整などのものである。

1　治療用義歯をそのまま引き続き使えない理由

　材質の問題が考えられる。特に材質の耐久性・表面性状がよくない場合、不潔になりやすく、またきわめて短期間に変化（摩耗など）して治療効果を損なうことがある。

　その他には、治療用義歯が治療効果発現のための通常の義歯構成要素以外の目的装置を有する場合がある。治療用義歯により効果を認めた後、いわゆる歯科矯正でいう"保定"的意味で新義歯を製作したい場合である。たとえば Goodfriend（1933）の咬合面上の"pyramid"や、Sears（1954）の"pivoting"などや、その他類似のものが相当すると考えられる。あるいはティッシュコンディショナーに Nystatin を併用して、治療効果を上げた治療用義歯は、新義歯としては別のものを作る必要がある。これら目的のはっきりしない治療用義歯は暫間義歯による観察期間の後、新義歯への移行が可能である。

2　治療用義歯をそのまま新義歯に置換しなくてはならないか

　治療用義歯を用いて治療効果があったと判定することは必ずしも容易なことではない。もちろん術者の試みた範囲内ではベストか、それに近いものであったと思われる。

　たとえば**図2**のAやEは unacceptable な状態であるが、科学的方法（？）により、あるいは試行錯誤により、生体にとって無理のない、いわゆる acceptable な範囲内に治療用義歯の処置が入っ

てきたとする。たとえば、B、C、Dの状態である。とかく術前の状態がAの場合には至近のacceptable range内のたとえばBの状態で治療用義歯は効果を発揮したため、新義歯製作に取りかかりがちであるし、Eの状態から治療を開始した場合には、至近のDの状態で同様に考えがちである。個人個人によりこのacceptable rangeは異なり、一般には治療用義歯で効果を認めたところは、その幅のなかの一点であるに過ぎないことを知る必要がある。

このacceptable rangeあるいはこのrangeの概念を理解することは最も重要である。たしかに治療用義歯を用いて、一応一定期間の使用により、症状消失あるいは問題がなければ、その状態を再現しようとすることは無難という意味では価値があろう。しかし、その完全再現がきわめて困難であるとき、技巧的に再現のみにエネルギーを使うよりも、このacceptable rangeならびにその意義に理解を深めることのほうが、最終的な臨床効果も上げうるのではなかろうか。

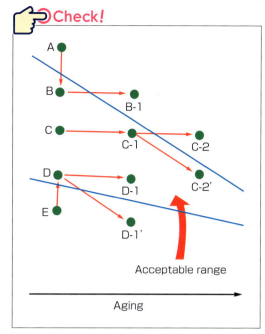

図2 補綴処置と生体機能の調和の関係模式図
Acceptable range: 補綴処置の許容範囲、あるいは生体の適応能力の幅と考えられる

さらに一定期間（人によりケースにより、月単位であったり年単位であるかもしれない）経過したら、以前にはacceptable range内であった、たとえばB、C、Dのうち、生体側のacceptable rangeの変化によりB-1のごとくunacceptableとなったり、また処置内容の変化（たとえば材質の劣化）によって、D-1´のようにunacceptableとなることもあり、C-1、D-1のように依然として問題の生じないこともある。まれであると考えられるが、生体の老化（aging）と材質的な疲労のペースが合致した場合には、C-1→C-2´のようなこともあろう。いわゆるほどよく摩耗した人工歯と、老化による垂直咬合高径の低下や顆頭が丸みを帯びてくるなどは、この例といえるかもしれない。

不定形立体の完全複製（再現）は不可能に近い。だから義歯全体を完全に再現すること、あるいはしようとする考え自体無理があるといえる。しかし、義歯の各構成要素に分割して、その部分部分について、どの部分を再現する必要があるかを定めれば、完全再現は不可能としても、近似再現という観点からはより現実的である。加えて、治療効果の判定を生体の許容範囲という観念のもとにとらえれば、より現実的となるものと考えられる。

したがって、治療用義歯の目的が明確な場合には、次のステップはより現実的であり、むしろ楽だといえる。しかし前述のうち、何となく効果を発揮してきたものを、そのまま再現すれば無難であるかもしれないと考えているような場合には、避けがたいわずかな変化（寸法変化、テクニカルエラー等）が、また何らかの作用を及ぼしてくるだろうし、その対策もわからないということになる。したがって、そのような場合には、治療用義歯でさらに経過観察していく必要があり、はっき

り判定できるまでは、次のステップへ進むことは無理であると考えられる。

治療用義歯から新義歯への移行にあたり、重要なことは、用いた治療用義歯で効果を認めたと判定したことが、どの程度"絶対的"であるか見極めることである。また、治療用義歯がどのような治療効果を目的としたものであり、義歯構成要素のそれぞれは、どの程度症状自体や治療効果に関与していたかを判別することとが重要である。

このように精細にみていくと、多くのケースで治療用義歯そのものを、全くそのまま複製し再現しなくてはならないケースというのは多くはないと考えられる。

5 義歯製作のためのトレー、バイトリム、ガイドなど

開口法で印象をとるときのトレーとして複製義歯の床に柄をつけて用いる。あるいは現義歯を石膏の上に圧接して、歯槽部の陽型を作り、そのうえで常温重合レジンで簡単に個人トレーを作る。

複製義歯は咬座印象用のトレー、バイトリムとしても有効である。

一般に患者が不都合でないという現義歯の慣れた位置が水平的にも垂直的にも適切である否かを再確認する。

許容範囲内であることのみならず、許容範囲の中心、すなわち至適な位置へ近づける努力、あるいは慣れた位置がどんな位置であるかの確認が必要である。

さらに患者に十分練習させてタイミングなど習熟させる。特にシリコーン系印象材では、硬化が早くタイミングも瞬時であるので、練習は必須である。上顎では印象材の圧力により一般に前下方へ床がずれやすく、下顎では舌側における舌の動きが十分印象されにくい。リンガルポーチ、顎舌骨筋などの部位は特に注意する。

軟組織に対しては、印象材のような粘弾性体でできたものを、同じ形態であっても硬質のレジンに置き換えると不都合を生じることもある。印象の根本に触れることではあるが、材質の表面性状も形態とともに考慮しておく必要がある。

複製義歯を用いて印象と咬合採得を行う方法は以下である。
1）複製義歯の高さや、水平的な顎位も適切であるときは、人工歯部をパラフィンワックスで、床はレジン性の複製義歯で、印象と咬合採得を行い咬合器装着を行う。
2）咬合高径を変更するときは、必要な厚さのパラフィンワックスなどを介在させる。
3）咬合平面の角度などを変えるときは、蝋堤から作りなおす。
4）水平的位置の確認や、変更をするときは複製義歯で咬合器に仮着ののち、セントラルベアリングをつけて通法どおり行う。
5）蝋堤のような面接触では、床が咬合平面に誘導されて移動するときは、一度咬合器上に仮着したのち、上下仮義歯の支持を点や3点などの支持とする。あるいは臼歯部のみで咬合させることもある。
6）以上のどれでも、さらに念を入れてろう（蝋）義歯や重合後に再度咬座印象することもある。

1 義歯製作の実際例

1）複製義歯を用いて咬座印象し、咬合器上で1歯ずつ人工歯配列する例

症例A　　　　　　　　　　　　　　　　　　　　　　　　　　　　（図3〜9）

73歳女性。全身疾患のため、通院できるときとできないときがある。現義歯で特に不都合はないが、予備の義歯を希望して来院。

高齢と全身状態を考慮に入れ、特別な変更を加える必要がないことを確認のうえ、上下総義歯をアルジネート印象材で複製。本症例では、複製義歯そのものを予備の義歯とする必要はなかったので、この複製義歯を参考にして予備の義歯製作に取りかかった。

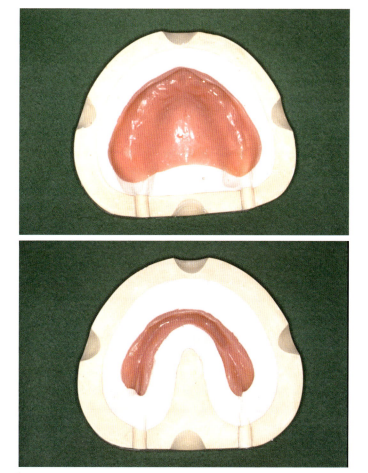

図3
73歳女性。上下総義歯をアルジネート印象材で複製

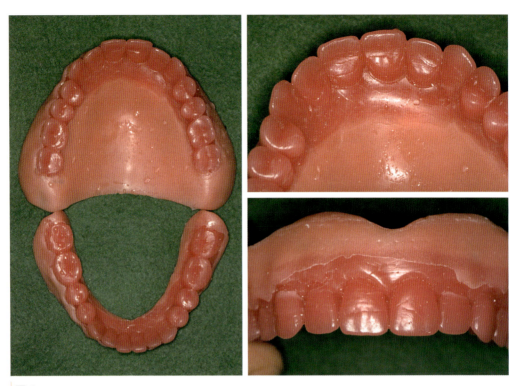

図4
人工歯排列を容易にするため、基礎床をレジンで、人工歯部をパラフィンワックスとした。特に人工歯をこえて床の範囲までワックスとすることで人工歯排列の時、基礎床のレジンを削る必要がない

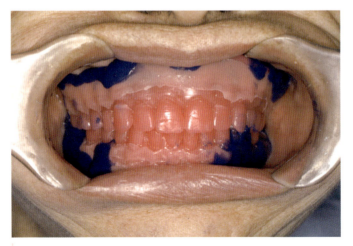

図5
複製義歯を用いた咬座印象

義歯製作のためのトレー、バイトリム、ガイドなど | 83

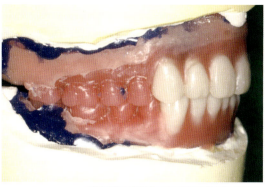

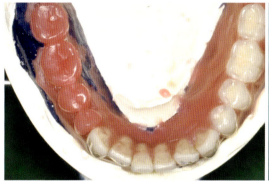
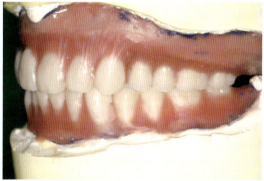

図6
一歯ずつワックスと人工歯とを置換していく

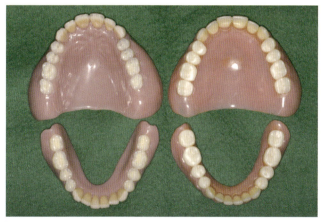

図7
図左側：新義歯、図右側：現義歯

図8
下顎舌側は咬座印象のとき、舌の運動が適切に行えないことがある。この例でも床形態は現義歯のほうが良い

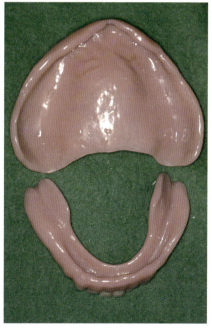

第 8 章　複製義歯を用いた義歯治療の実際

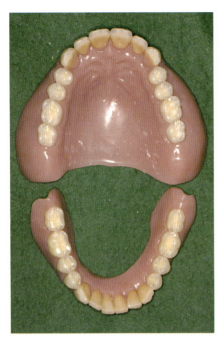
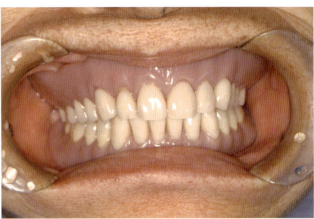

図 9
完成義歯と口腔状態

症例 B　　（図 10 〜 18）

義歯不適合を主訴として来院。
口角炎を認め、顔貌から低位咬合と考えられる。

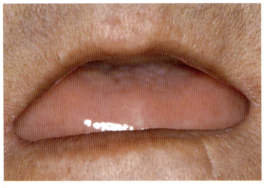
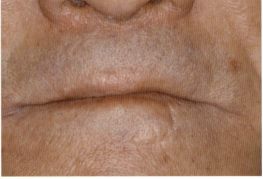

図 10
顔貌

義歯製作のためのトレー、バイトリム、ガイドなど | 85

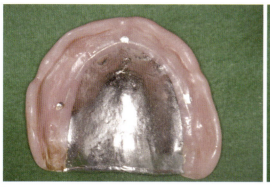
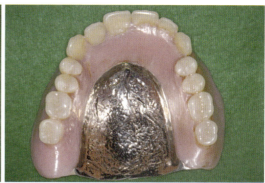

図11
上顎総義歯

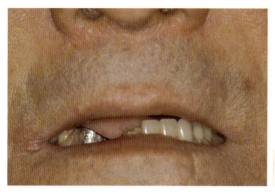

図12
下顎は部分床義歯と少数残存歯が抜歯されている

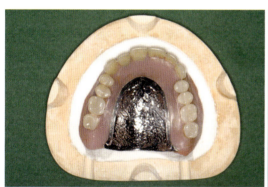
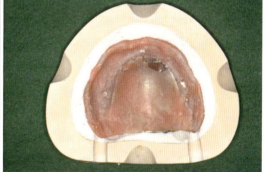
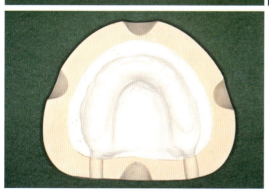

図13
上顎総義歯の複製のためのアルジネート印象。金属床はレジン製複製義歯とするとき、薄すぎるため、金属床口蓋部にパラフィンワックスを1枚圧接することもあるが、本例では暫間裏装のレジンで不十分ながら厚さは保たれていた

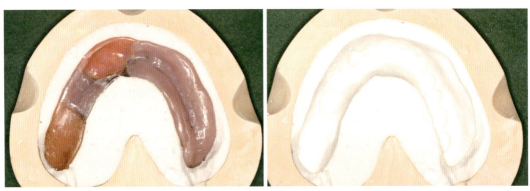

図14　下顎総義歯の複製
部分床義歯に抜歯部位を口腔内で常温重合レジンを用いて追加補綴してある

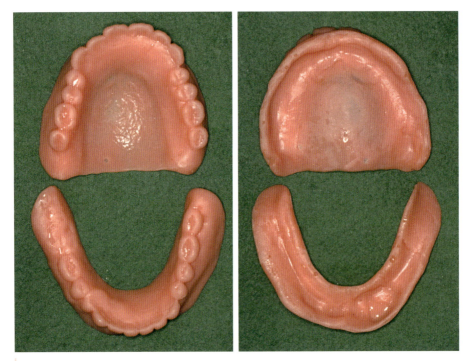

図15
常温重合レジンによる複製義歯

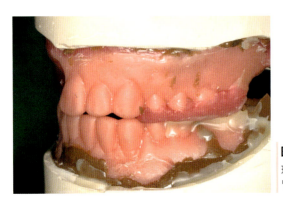

図16
現義歯よりもわずかに垂直咬合高径を高めるために、ワックスを介在させて咬合採得

義歯製作のためのトレー、バイトリム、ガイドなど | 87

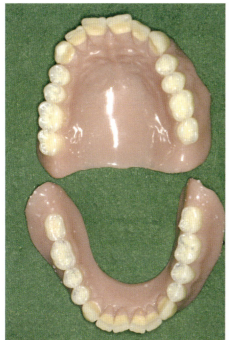
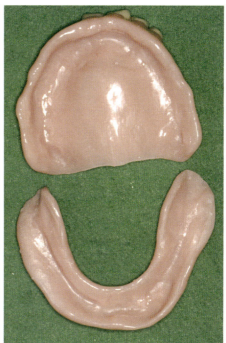

図 17
完成義歯と口腔内所見

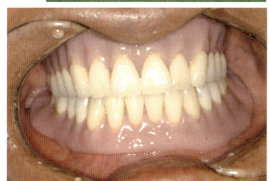

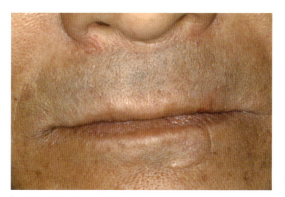

図 18
新義歯装着と顔貌

2）複製義歯を用いて咬座印象し、咬合平面を決め0°人工歯を排列する例

症例 C （図 19 〜 26）

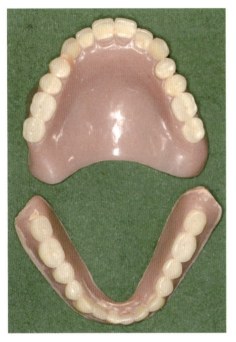

図 19
現義歯。下顎は苦心のリラインを繰り返している

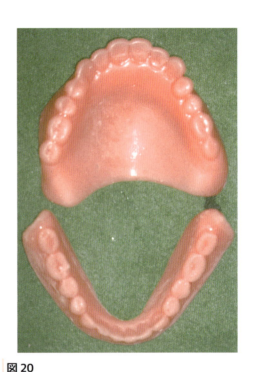

図 20
常温重合レジンによる複製義歯。現義歯があまりよくないと判断でき、床縁の修正、咬合の修正が必要なため、ワックス-レジン製ではなくレジン製とした

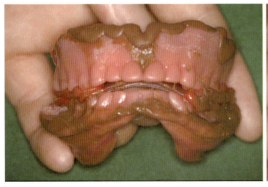

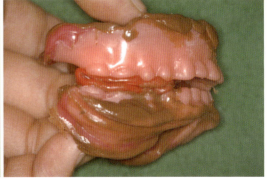

図 21
咬合高径を高くし、床縁を修正。モデリングコンパウンドを使用するときは、複製義歯をレジン製にする。あるいは人工歯排列のことを考えて、ワックス-レジン複製義歯とするときは、熱可塑性ではないもので筋圧形成をする

義歯製作のためのトレー、バイトリム、ガイドなど | 89

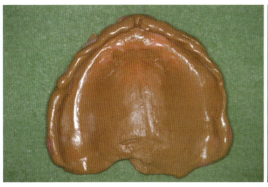
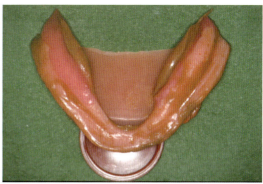

図22
上下顎の印象

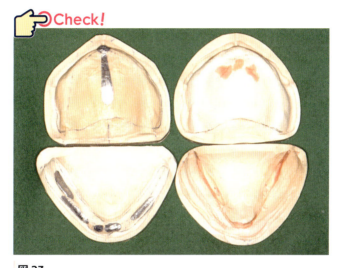

図23
左は複製義歯の方法を用いず全く新規に作った模型。右は図19～22にしたがって作った模型。両者を比較すると、上顎模型は大差ないが、下顎模型は著しく異なる

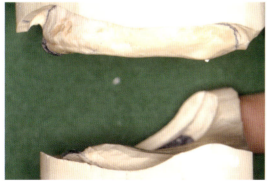
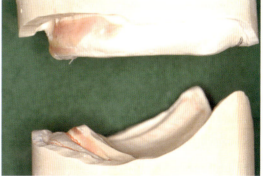

図24
図23の左の模型から咬合器上へ移された上下顎関係

図25
複製義歯の方法による上下顎関係

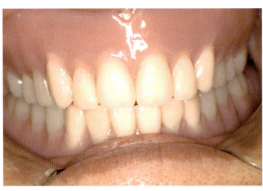 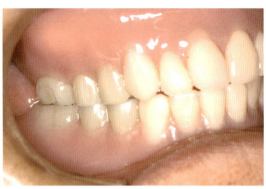

図 26　完成義歯
本症例は0°人工歯とした。全く新規に作られた義歯は使用不可であった

※本症例は同一患者に対して、全く別個の方法で義歯を製作した。現義歯が不備であっても、それを参考にし、患者の意見を参考にした複製義歯を利用した場合、診療回数も1/3程度ですみ、結果も良好であった。
このように顎堤の状態も悪く、高齢者で、何回も義歯を作り直している患者では、これまでの義歯を否定するよりも、そこから何か参考になることはないか探し、かつ何か1か所でも前のものよりは良くなれば良いという気持ちで取り組めば楽である。そしてさらに、しばらく患者の反応をみて、作成した義歯を複製して修正を繰り返していく。

3）複製義歯で咬合関係を維持し、床形態をフレンジテクニックで修正する例

症例 D （図 27 〜 42）

複製義歯を参考に、咬合高径や床を概略決定したのち、歯肉形態、床縁を改善するために行った。

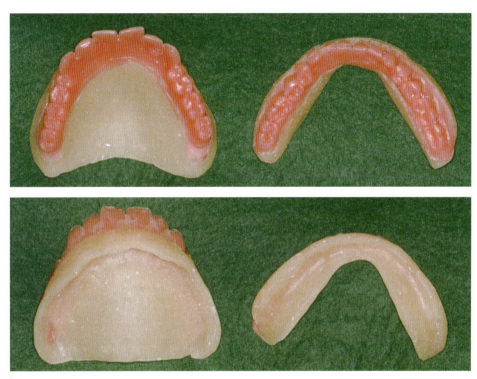

図 27
複製義歯、現義歯は床縁などに不満がある

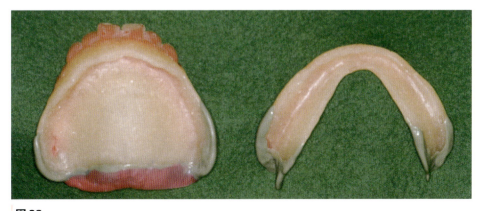

図 28
不足部分にモデリングコンパウンドを用いて床を延長

第8章 複製義歯を用いた義歯治療の実際

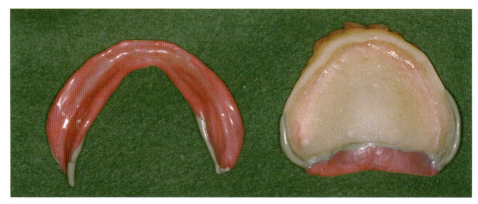

図29
下顎はさらにモデリングを用いて機能印象

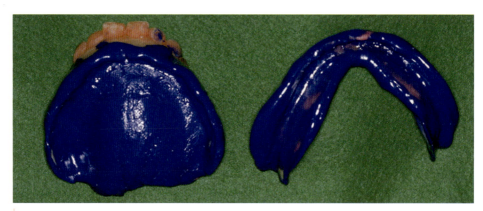

図30
印象採得

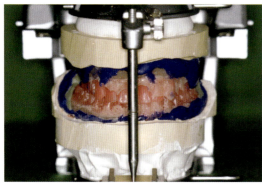

図31
咬合器装着

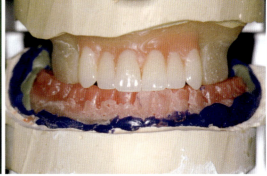

図32
上顎前歯部の排列、試適

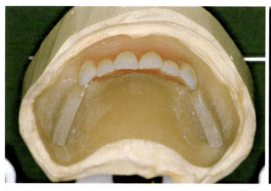
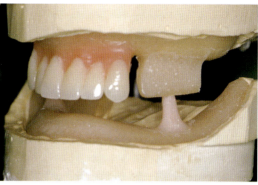

図 33
臼歯部にて咬合の保持

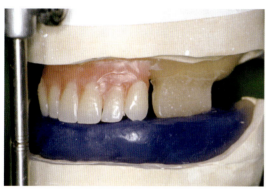
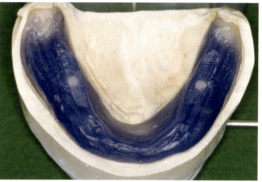

図 34
ソフトテンプレートワックスをデンチャースペース相当部に盛る

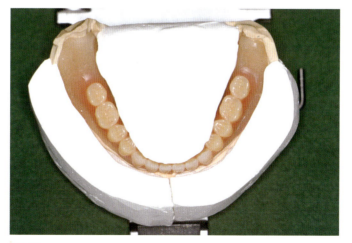

図 35
頬、舌側から採得した石膏コア内（デンチャースペース内）に人工歯排列

94 | 第8章 複製義歯を用いた義歯治療の実際

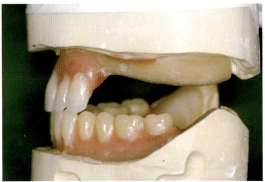

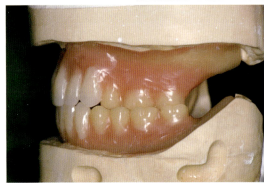
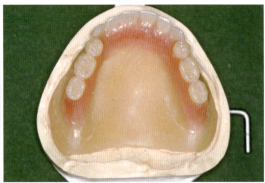

図 36
下顎に合わせて上顎の排列

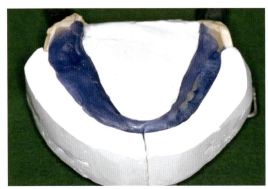

図 37
人工歯排列とコアのすき間にワックスを流入、圧接

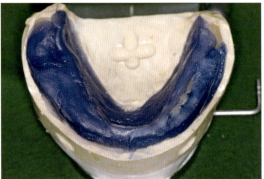

図 38
コア除去

義歯製作のためのトレー、バイトリム、ガイドなど | 95

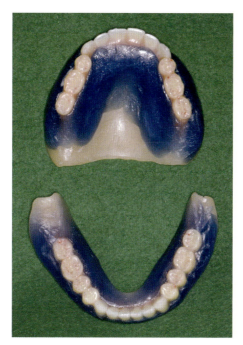

図 39
口腔内で上下義歯を試適し、いろいろな運動を印記する

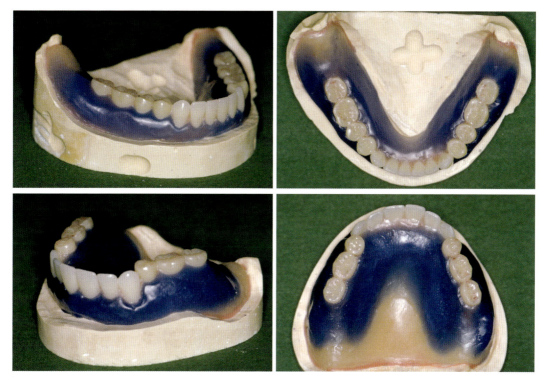

図 40
人工歯と歯肉移行部の形態修正

第 8 章 複製義歯を用いた義歯治療の実際

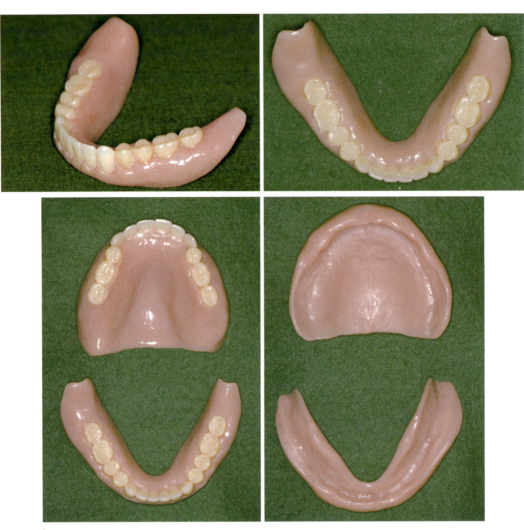

図 41
完成義歯

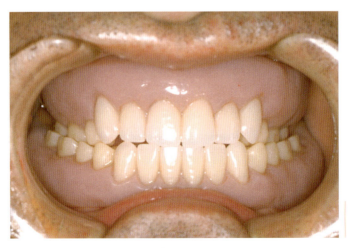

図 42
口腔内所見

6 部分床義歯としての応用

　部分床義歯における複製義歯の応用範囲は原則的には総義歯と類似であり、仮の用途にも治療用にも使用できる。しかし大きく異なる点は、残存歯および関連の歯肉部があり、これらの印象と複製義歯を何らかの型で連結させなくてはならないことである。

　最も頻度の高い使用法は、複製義歯を咬座印象に用い、その上から残存歯部も同時に印象し、作業模型製作、そして咬合器接着までを行う方法である。このようにしてできた模型は、欠損部は咬座印象となっており、既存の altered cast technique の逆をいくものである。altered cast technique の場合は、金属フレームを残存歯部へ狂わず正置することが必須であり、かつ一番誤差を生じやすいステップであるが、複製義歯を用いる場合には、複製義歯による咬座印象の上から印象するとき、咬座印象を終えた複製義歯が口腔内で浮き上がったりずれないよう注意するものの、実際は直視できずに誤差を生じやすい。さらに複製義歯と残存歯との間の印象が不明瞭となりやすい。

症例 A （図43～49）

　64歳女性。7、8年の使用によりクラスプ破損。人工歯摩耗、床外形など問題を認めなかったので、クラスプは除去して複製する。

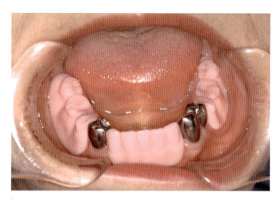

図44
口腔内に試適

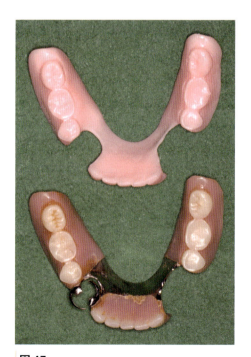

図43
 3̄|3 4 金属冠、7 6 5 4 2 1|1 2 5 6 7 欠損の部分床義歯

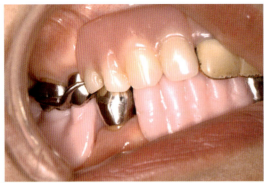

図 45
鉤歯の精密印象がとれるよう、複製義歯の鉤歯側を削り、十分印象材が入るようにする（義歯が移動しやすいので注意）

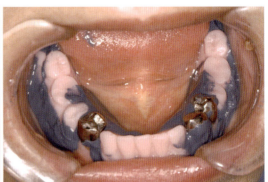

図 46
咬座印象

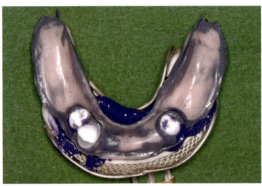

図 47
咬座印象の上から残存歯の印象と、咬座印象（粘膜面の印象）を同時に取り出す

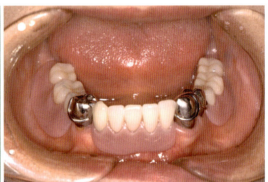

図 48
このようにしてできた作業模型上で義歯完成。クラスプ、人工歯を主に更新した

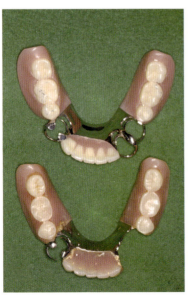
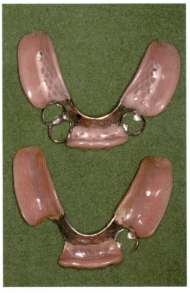

図 49
クラスプ破損義歯と新義歯

症例 B　　　　　　　　　　　　　　　　　　　　　　　　　　（図 50 〜 58）

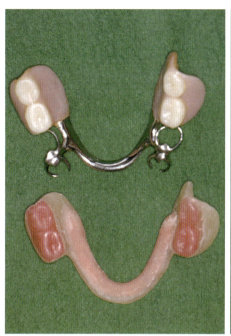
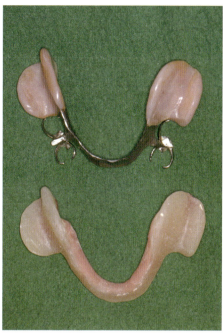

図 50
7 6│6 7 欠損の部分床義歯。│5 クラスプの破損。
上：現義歯　　下：複製義歯

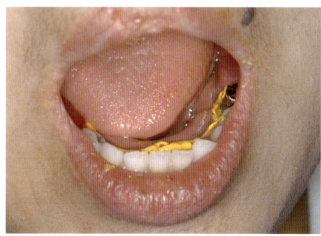

図 51
欠損部の咬座印象

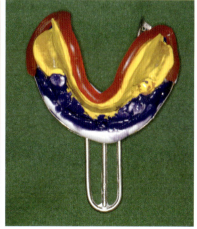

図 52
残存歯の印象と欠損部の印象を取り出す。義歯作製上、必要なところのみ注意深くボクシング

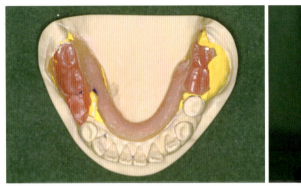
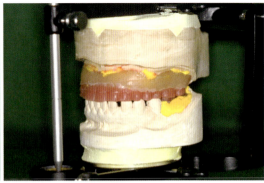
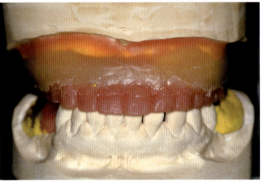

図 53
咬合器接着まで 7 6│6 7 の印象は取り外さない

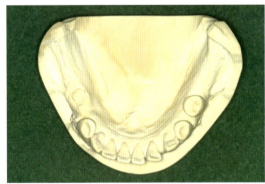

図 54
作業模型（5│ 根面キャップ）

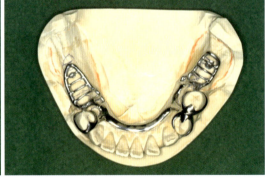

図 55
通法により作製した金属フレーム

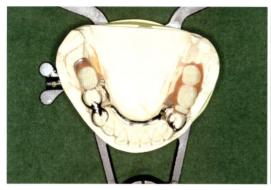
図56 ろう（蝋）義歯

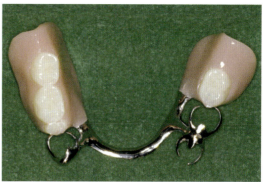
図57 新義歯

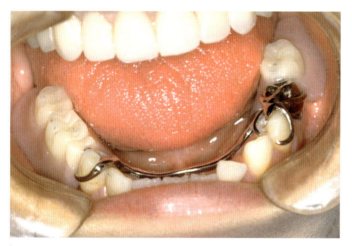
図58 口腔内

7　顎補綴における応用

　顎補綴は、多くは顎欠損の修復とともに歯の欠損修復を兼ねるための部分床義歯、オーバーデンチャーあるいは総義歯との併用か、あるいは顎欠損部の補綴と維持、連結部を残存歯に求めたものである。したがって、部分床義歯、あるいは総義歯部分についての有用性は前述のとおりであり、ここでは顎、実質欠損部の修復に当たり、複製の技法の有用性について述べる。
　頻度の高いものとして、上顎の片側欠損とスピーチエイドがある。上顎の片側欠損は健側の残存歯に維持をもたせた部分床義歯となることが多いが、欠損部の印象は、患者にとっても術者にとっても苦痛である。特にこのような患者では顎義歯がないと、発音、咀嚼、嚥下など（審美性も）著しく不都合となり、仮義歯の用途としても有用である。社会的リハビリテーションのうえからも予備が必要である。
　成人のスピーチエイドでは、維持がしやすく、装置もしっかり作れる。再製もそうたびたびある

ものではない。しかし、部分床義歯の耐久性と同じくらいの頻度での再製は、材質の疲労を考えればやむを得ないところである。

そのとき、オブチュレーターの形態は新規に作るよりも、ぜひ現在のものを再現したい。慣れも早いし、術者が変わるときには特に有効である。

小児スピーチエイドでは、歯列の完成も維持面も萌出途上、顎の発育もあって、比較的、頻繁に再製の必要がある。そのときもオブチュレーターを複製して新しく作るオブチュレーターのコアとして用いれば、より少ない修正でより適合の良い、機能的に優れたオブチュレーターを1、2回の来院で完成させることが可能である。顎補綴は、通常の欠損補綴以上に患者にとっては必要不可欠のものであり、オーラルリハビリテーションの効果とともに、社会的リハビリテーション上の意義も重要である。

症例 A　上顎片側欠損での応用　(図59〜65)

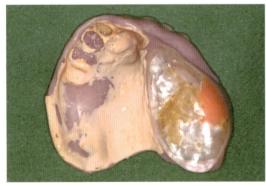
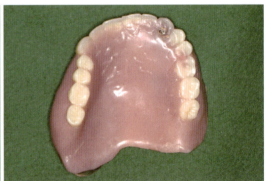

図59
右側上顎骨摘出後の顎補綴。不適合の補修として暫間裏装材の使用

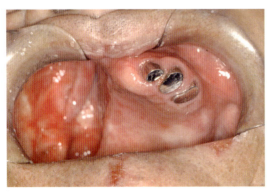

図60
口腔内

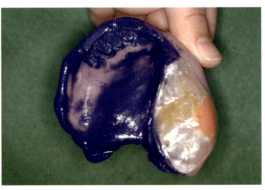

図61
リラインのための印象採得→通法どおり加熱重合する

顎補綴における応用 | 103

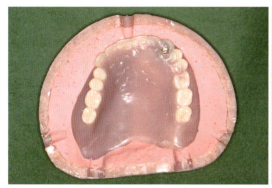
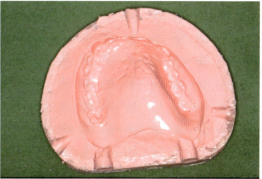
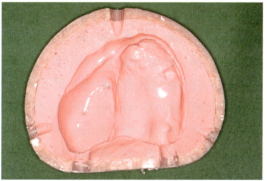

図62
顎補綴のような欠損の大きい患者では暫間義歯は必須である。そこでリライニングの印象の前に10分くらいで複製のための印象をとる。フラスクは自家製の大型のものとする

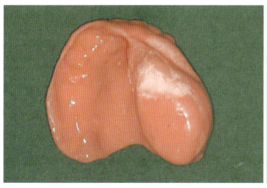
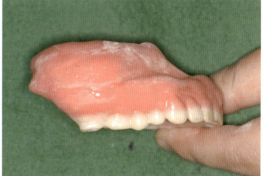

図63
常温重合レジンにて複製義歯作製（暫間用途）

104 | 第8章 複製義歯を用いた義歯治療の実際

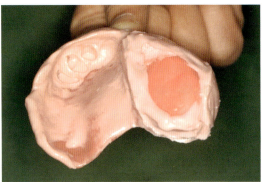

図64
暫間用途のために口腔内で軟質裏装材を併用

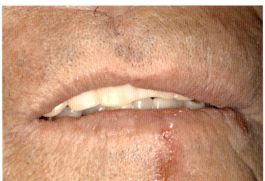

図65
口腔内

症例 B　スピーチエイドでの応用　　（図66〜83）

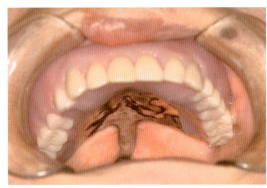

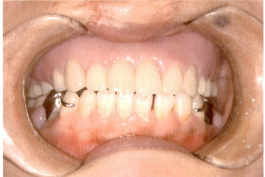

図66
スピーチエイド（1976年）

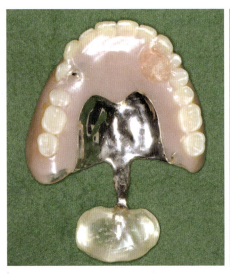

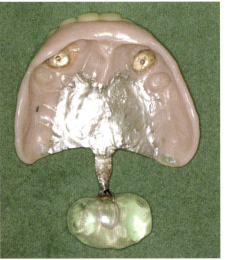

図67　スピーチエイド（1983年）
同7年後（1983年）。摩耗を認める（オブチュレーターは1976年の写真の直後、少し変更してある）

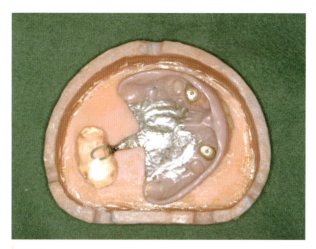

図 68
フラスク内に試適

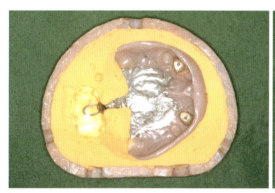 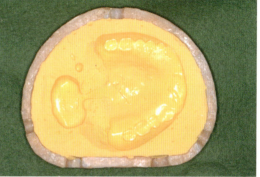

図 69
スピーチエイドの複製

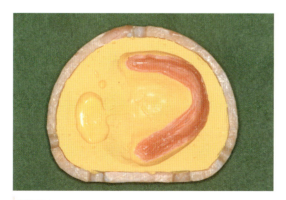

図 70
人工歯部にパラフィンワックス

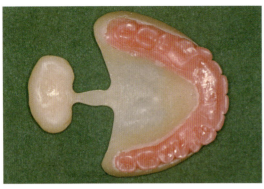
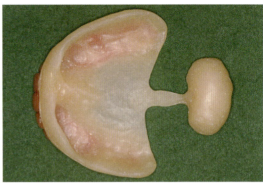

図71
人工歯部以外をレジン

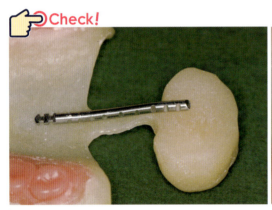
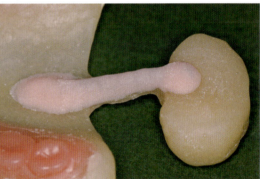

図72
オブチュレーターと義歯床の連結は、レジンの複製では弱いため、補強しておく

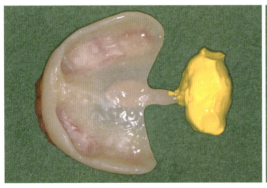
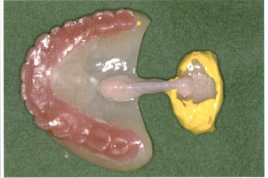

図73
オブチュレーターの印象

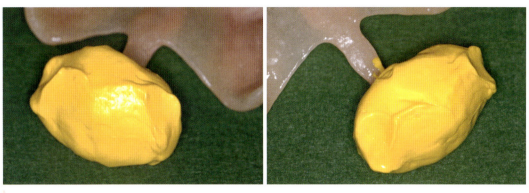

figure 74
オブチュレーターの印象

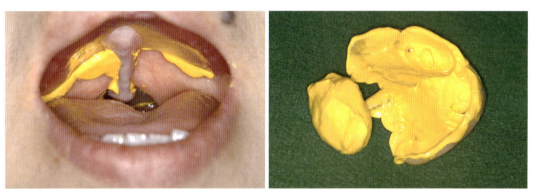

図 75
義歯の部分の咬座印象。いたずらに余剰の印象材を用いない

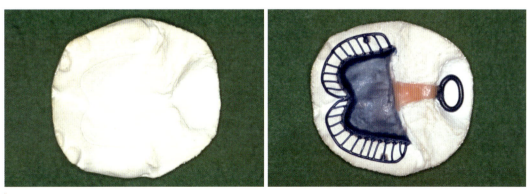

図 76
耐火模型上でワックスアップ

108　第8章　複製義歯を用いた義歯治療の実際

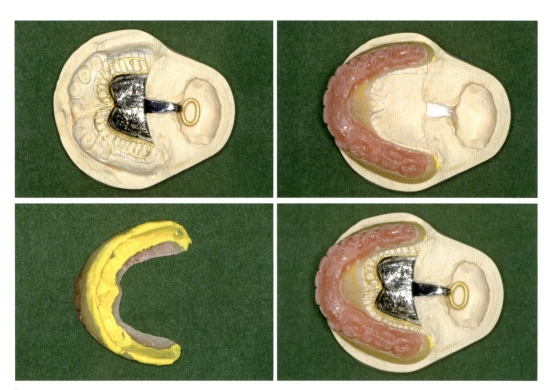

図 77
金属フレームを定位置に置くため複製義歯を削る

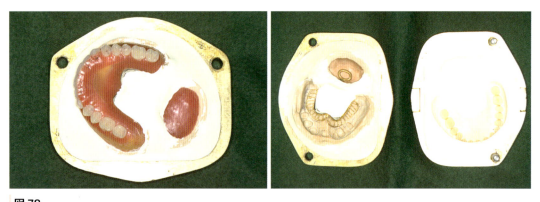

図 78
フラスク内石膏埋没。埋没の位置、方向、アンダーカットなどに注意する

顎補綴における応用 | 109

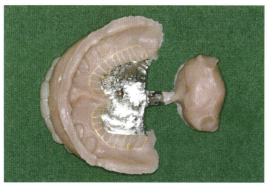

図 79
取り出し

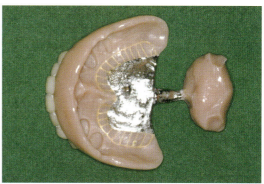

図 80
研磨。この段階ではオブチュレーターは印象に忠実に再現

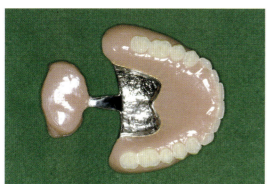

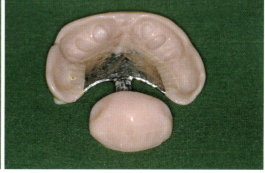

図 81
しかしオブチュレーターの印象ではシャープな形として出ているところも丸みをもたせる（同図 82）

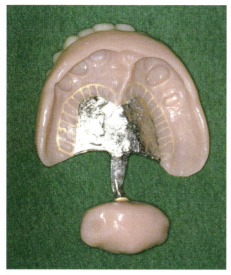

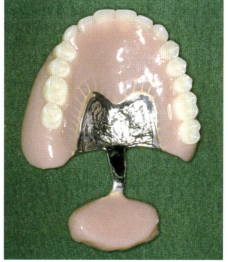

図 82
オブチュレーターの印象ではシャープな形として出ているところも丸みをもたせる

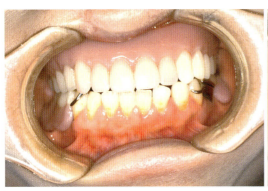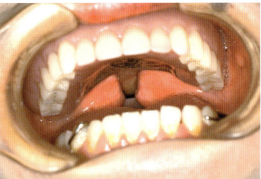

図83
口腔内装着

症例 C　小児用スピーチエイド　　（図84〜87）

　小児用スピーチエイドは、小児の成長に合わせて頻回に製作し直す。そのときオブチュレーターなどの印象は苦痛を伴うので、できれば現スピーチエイドを印象時にも活用する。

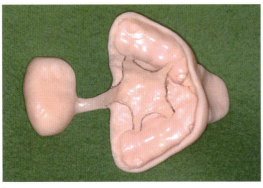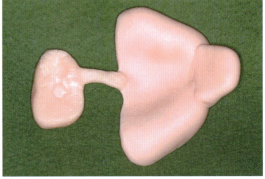

図84
スピーチエイドのレジン複製を、口蓋部（口腔内でも模型上でも可）に定置した上で、そのレジンと一塊として個人トレーを作る

顎補綴における応用 | 111

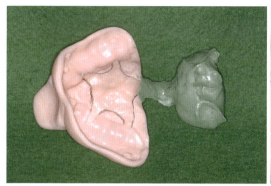
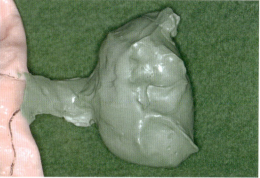
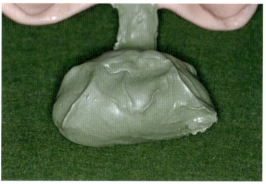

図 85
トレーを保持しながらオブチュレーターの印象をとる

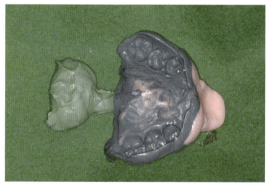

図 86
最後に義歯の部分（スピーチエイドの維持部）の印象をとる

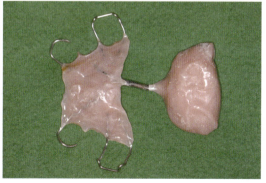

図 87
完成スピーチエイド

112 | 第8章 複製義歯を用いた義歯治療の実際

8 義歯をもたない無歯顎患者

初めてか、紛失か、都合が悪くて義歯を持参しない場合。

1 教科書的に平均値を参考に作製

いわゆる学校で習ったように、1つの基準にしたがって作る。これらはたくさんの先人の研究業績をまとめて、基準が算出されたものである。一般に顎堤の条件も、上下顎の対向関係も良好なものを前提としていることが多く、実際の臨床では症例によってはもっと工夫が必要なことも多い。

学生実習で習う総義歯の画一性は、有歯顎での多数歯の修復、オクルーザル・リコンストラクションのときに、咬合平面板を参考にしたり、ナソロジー的方法を応用するのに似ている。有歯顎では、その適用に賛否両論があり（つまり、あてはまる症例と、そうでない症例があるということであるが）、無歯顎では、1つの方法のみを全症例にあてはまるものとして教育しているのはどうであろうか。ナソロジー以上に1つの概念とその具体的な1方法を一般化して教育していると思われる。

クラウンを作製するときにも、いろいろな理論や、装置、機械を使うよりも、もっと基本的で、現実的な、口腔内と患者をよく観察し、そこから有益な情報を読み取り、分析、判断することが重要である。たくさんの類似の報告があると思うが、たとえば、隣接面カリエスで咬合面は、そのままで良いと判断したら（ほんとうは多少修正して隣接面に、食片圧入防止を修正するくらいの工夫はあっても良い）、まず咬合面コアをとり、ワックスアップではそのものの再現につとめ、微細な調整で、全く新規に作るよりも確実に天然歯の状態に近いクラウンを作ることができる。

またテンポラリークラウンで試行錯誤して、口腔内での機能を確かめた上で、その咬合面や唇面の形態をコアにとり、上記と同じワックスアップでの段階で、その機能的審美的形態を再現する方法もある。

総義歯においても、まず口腔内で簡単に仮義歯を作り、レジン追加、削合、修正し、粘膜面にはティシュコンディショナーや、機能印象材、あるいは弾性裏装材を併用して、一定期間の使用の間、試行錯誤を繰り返し、安定したところでその状態を新義歯に移し替える方法がある。

治療用義歯では、ほとんどが治療効果をみるまでは試行錯誤を繰り返している。その後、新義歯へ移し替えている。

咬合面再形成法も同じ考えによるものである。長時間使用した義歯の利点を生かしながら、新しい咬合関係のもとで義歯の使用期間を延長することができる。

いずれにしても、無から有を作り出すとき、なんらかの基準がよりどころになるということはいうまでもない。たとえ仮の義歯を作るときにも、咬合平面は大体こうあるとか、排列はデンチャースペース内で歯槽堤の上に置くなど、その人のこだわり方には差はあれ、基準は必要である。そのことに加えてもう1つ重要なことは、その基準に幅があり、患者ごとにこの幅を見抜かねばならないことである。

義歯をもたない無歯顎患者　113

2 追加補綴、補修による仮義歯

　少数歯残存症例で、部分床義歯があれば、抜去前に義歯と残存歯とをいっしょに印象し、抜去予定歯のところに常温重合レジンを流して仮の人工歯を作る。また、クラスプも仮の人工歯の外形のガイドとするため、そのまま残しておく。部分床義歯と総義歯では床縁の外形が異なる場合もあり、追加補綴の後、粘膜負担のために床縁の辺縁封鎖を行う。口蓋部も床を延長する。最終的な義歯では、無口蓋義歯とするものでも、仮義歯の場合には口蓋部も覆う。

　金属床義歯、金属部分床義歯では床の拡大をはかるとき、金属と常温重合レジンが結合しないために困難な場合もあるが、金属部分をはさむようにして床の拡大をはかる。追加補綴、補修による仮義歯はつぎはぎで外見はよくないが、患者にはすでになじんできたものであり、著しい変化を伴わないので、仮義歯の第一歩としては好ましいものの1方法である。そして、順次改良を加えていく。

　常温重合レジンで複製して、これに追加補綴するとさらに取り扱いやすい。

　結局、新しく仮義歯を作るに当たり、どのような義歯でも、それを核にして常温重合レジンで延長して仮義歯を作ることができる。そしてこれをさらに治療用義歯として使い、本義歯へ盛り込む情報を集める。

　しかし、もちろん無理に仮義歯をこのような形で作ることが不利なときもある。そのようなときには、「1　教科書的に平均値を参考に作製」のようにゼロから取りかかる。

3 即日、仮義歯を製作

　全く義歯を有さない無歯顎患者（多くは紛失）でも、義歯についての知識はある場合、概形印象と模型、そのうえで仮床を常温重合レジンで製作、人工歯についてもジョイントティース（ニッシン）や常温重合レジンで咬合堤として作製、削除、追加を繰り返すことにより義歯の概形が得られたなら、再度口腔内にて常温重合レジン（リベロンなど）で床内面、辺縁を作る。そして余分を除去し、研磨する。

　このようにして得られた仮義歯は、さらに床内面に暫間裏装材やティシュコンディショナーなどを併用すると、治療用、あるいは暫間用として十分使用できる。

　数回来院させ、削除、添加により、満足の得られる形へと整える。その後、この仮義歯を用いて本印象することもできるし、この仮義歯を複製して、それを用いて本印象、咬合器装着へと進める。仮義歯は引き続き本義歯作製の期間使用する。このとき仮義歯→複製義歯を印象用トレーとして用いることも、咬合堤、排列のガイドラインなど応用の仕方はいろいろある。仮義歯のままを再現しても良いし、ここでゴシックアーチなどで習慣的顎位との関係などを確かめてすることも良い。

4 義歯作製のメリットとデメリット

　「欠損＝補綴」とは必ずしもならないことを理解すべきである。少数歯欠損では、確かに補綴効果も限られることが多く、いわゆる「ありがたみのない」義歯となってしまう。

無歯顎患者では、義歯のある、なしでは、発音、審美、咀嚼その他多岐にわたり大きな差がある。

しかし、義歯を装着することによるデメリットもあることを忘れてはならない。そして当然のことながら、このデメリットを最小限に抑える工夫を忘れてはならない。

義歯を装着している多くの症例で、床下に発赤、腫脹を認める。義歯性口内炎と呼ばれるものである。義歯はいわゆる装具であり、その取り扱いなどで十分理解と正しい取り扱いが守れないケースでは、適用を考えなおす必要がある。寝たきり老人、あるいは知能障害を伴う患者では特に検討すべきことである。通常のケースでは、今日のところ補綴により生ずるデメリットよりもメリットが評価されている。しかし、歯槽骨の吸収、残存歯の延命の立場などからは、現存する不適切補綴の役割を過小評価することなく、原点に返って慎重に考えることが必要である。

※特殊な例と考えられるが、36年間無歯の状態で72歳までナッツ以外何でもかめるという老人、あるいは山梨県の桐原地区で小林の調査に（G-C DIC NEWS No.25：6-7,1985）「自分の歯も入れ歯も全く無いのに、歯槽堤だけを使って正常な食生活を送っている長寿者たちがいた。そのなかには、50年も前に歯を失って、それ以後歯槽堤だけをたよりに正常な食生活を送っていた」などとあり、無歯顎、加えて健常人での補綴の意味をもう一度考えさせてくれる。「欠損＝補綴」では必ずしもないことを広い視野から問いなおすことも必要である。

9 訪問歯科診療における複製義歯の活用

1 訪問歯科診療の重要性

　厚生労働省が 2014 年 10 月に調査した「年齢階級別歯科推計患者数」（**図 1**、**図 2**）によると、歯科外来患者数は 65 〜 74 歳をピークに、より高齢になるとその後急速に減少する。一方、在宅医療では 75 歳以上の患者数が全体の 3 分の 2 を占める。後期高齢者は、さまざまな理由で外来受診が困難になり、在宅医療にシフトすることが予想される。特に団塊の世代が後期高齢者になる 2025 年以降では、外来受診が困難で訪問歯科診療を必要とする後期高齢者で溢れ、訪問歯科診療なしでは高齢者歯科医療が成り立たない状態になることが想像に易しい。

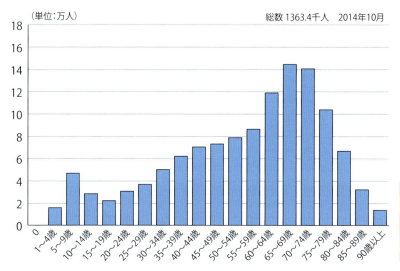

図 1　年齢別歯科推計患者数（外来）
厚生労働省「年齢階級別歯科推計患者数（2014 年 10 月）」より引用改変

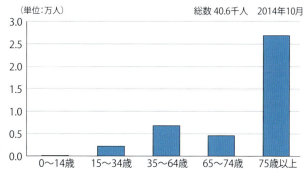

図 2　年齢別歯科推計患者数（在宅医療）
厚生労働省「年齢階級別歯科推計患者数（2014 年 10 月）」より引用改変

訪問歯科診療の必要性は、要介護認定者の推移からも推測できる。厚生労働省による「平成27年度介護保険事業状況報告」（**図3**）によると、要介護（要支援）認定者は年々増加し、平成28年8月末現在では627.8万人となっている。特に、要介護3〜5の重度要介護認定者は、平成24年に200万人を超えて、その後も増加している（**図4**）。これらの多くは、歯科外来を受診することが困難であり、口腔内に問題を抱えているにもかかわらず、そのほとんどが適切な歯科治療を受けていないことになる。つまり、口腔不潔や口腔機能低下による誤嚥性肺炎の罹患やQOLの著しい低下を起こしやすい。訪問歯科診療に関する教育、診療報酬の充実など、質の高い訪問歯科診療ができる方策を推進することが急務である。

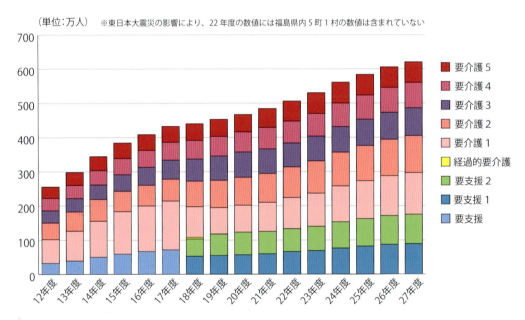

図3　要介護認定者の推移
厚生労働省「平成27年度介護保険事業状況報告」より引用改変

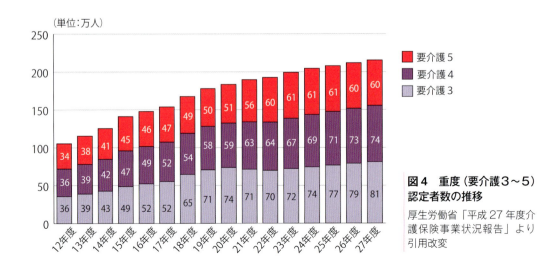

図4　重度（要介護3〜5）認定者数の推移
厚生労働省「平成27年度介護保険事業状況報告」より引用改変

2　訪問歯科診療の実際

訪問歯科診療の対象患者のほとんどが歯の欠損に関する問題である。したがって、口腔衛生管理（口腔ケア、指導・訓練）以外では補綴歯科治療が中心となる。ただし、ブリッジやインプラントによる治療は、患者の全身状態や治療の設備を考えると現実的ではなく、義歯による治療が必然的に多くなる。図5は厚生労働省による訪問歯科診療の内容に関する調査結果である。前述のような理由で、義歯の

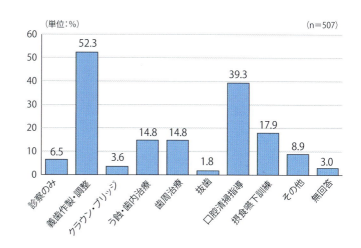

図5　訪問歯科診療の内容
厚生労働省「中央社会保険医療協議会　平成23年度検証調査」
より引用改変

製作や調整が最も多くなっている。また、口腔内が不潔になっていることが多く、口腔内の炎症・感染だけでなく、誤嚥性肺炎の予防のために、治療と並行して口腔清掃・指導を行うことが望ましい（図6）。摂食嚥下機能が低下している患者に対しては、咀嚼、嚥下機能を高める治療や訓練を行うが、持ち運びが簡単なポータブル鼻咽腔内視鏡を使用して食塊形成状態を観察することもある（図7）。

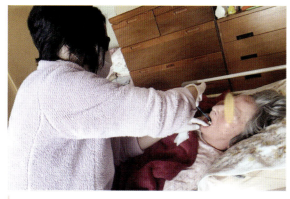

図6　訪問診療における口腔清掃
（写真：林田有貴子先生よりご提供）

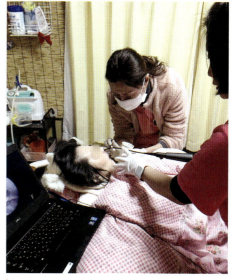

図7　ポータブル鼻咽腔内視鏡を用いた摂食嚥下訓練
（写真：林田有貴子先生よりご提供）

近年、訪問歯科診療用の器材が充実し、特殊な治療や大型の機器を必要とする治療以外は、原則としてほとんどの治療が訪問診療で可能となってきている。しかし、患者の全身状態や治療環境等を考慮して、可能な限り患者の負担が少なく高い効果が得られる治療を行うよう、常に心がけておくことが重要である。

3 訪問歯科診療における義歯治療

訪問歯科診療を行う対象患者はほとんどが高齢者や何らかの疾患をもっている。また、なかには認知症の患者も少なからずいる。このような患者は、環境の変化に対する順応性が著しく低下しており、義歯を新しく作っても口腔内の環境が大きく変化することによって、義歯を使用できなくなることも少なくない。したがって、可能であれば義歯調整や義歯修理、リラインなどで対応することが望ましい。この場合、義歯床の外形、厚み、人工歯排列位置、咬合高径などを大きく変化させないように注意する。

しかし、抜歯やブリッジの脱離などによって多数歯が一度に欠損するような場合には、上記だけではどうしても対応できなくなる。このような場合には義歯の製作を行うが、可能な限り口腔内環境を大きく変化させないように、かつ、口腔機能を維持、向上させることを大前提として、義歯の設計を行うことが肝要である。どうしても人工歯の排列位置や咬合高径を変える必要が生じた場合には、ろう（蝋）義歯の段階で構音や嚥下機能が低下していないか充分に確認することが重要である。特に嚥下機能の低下は誤嚥、窒息につながり、命の危険にさらされることになるため、最大限の注意が必要である。訪問歯科診療における義歯治療の考え方を**図8**にまとめた。

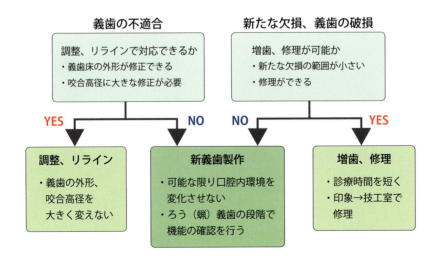

図8 訪問診療における義歯治療の考え方

4 複製義歯による製作法の活用

　訪問歯科診療において義歯を製作する場合は外来診療と比べて、患者と術者ともに負担が大きくなる。患者は高齢で何らかの疾患をもっており、長時間の診療には耐えられないことが多い。また術者は、車いすやベッドで患者を診察することが多く、無理な姿勢では長時間の診療は困難である。したがって、訪問歯科診療では診療の質を確保しつつ、診療回数や1回あたりの診療時間をできる限り少なくすることが求められる。

　表1は複製義歯を用いた場合の義歯製作手順である。1回目の診療では、まず診査を行う。使用中の義歯の咬合や床外形に大きな問題がなく、口腔内での修正が可能な場合には調整を行う。次に、複製義歯を製作するために修正後の義歯の印象採得を行う（図9）。調整で診療時間が長くなることがあるが、義歯の印象採得は口腔外で行うため、患者に負担はかからない。

　印象を技工室に持ち帰り、通常の2.5～3.0倍のモノマーで練和したトレーレジンを流し込み、フラスクの蓋が完全に閉まっていることを確認する。重合が完全に終わるのを待って、形態を修正すれば、印象・咬合採得用の複製義歯が完成する。

表1　複製義歯を用いた義歯製作（通法との比較）

診療回数	複製義歯を用いた方法	通法
1回目	診査　義歯の調整 複製義歯のための印象	診査　概形印象
2回目	印象採得　咬合採得	精密印象
3回目	義歯装着	咬合採得
4回目	義歯調整	ろう（蝋）義歯試適
5回目	—	義歯装着
6回目	—	義歯調整

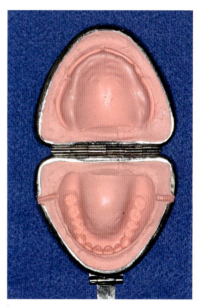

図9　使用中の義歯の印象
使用中の義歯床外形や咬合などを修正した後に、複製義歯用のフラスクを使用しアルジネート印象を行う

　2回目の診療では、印象採得、咬合採得を同時に行う。まず、複製義歯を口腔内に装着し、適合を確認した後に咬合調整を行う（図10）。次に、上下顎別々に、複製義歯粘膜面に印象材を盛り、軽く咬合させた状態で印象採得を行う（図11）。咬合力が著しく弱い患者や、逆に強く嚙みすぎる

こともあるので、印象材の量や口腔内に挿入するタイミングには注意が必要である。使い慣れた義歯とほぼ同じ形態の複製義歯を用いて印象・咬合採得を行うため、完成義歯装着後の口腔内環境が大きく変化することはない。前歯人工歯の排列位置を修正する必要がある場合には、正中線や上顎前歯の切縁の位置などの前歯人工歯の排列基準を複製義歯に油性ペンなどで記入すれば、ろう（蝋）義歯試適の必要はなく、義歯装着までの診療回数は最短3回となり、通法より2回短縮できる。

　第7章で述べたように、近年のデジタルデンティストリーの進化は著しい。訪問歯科診療での複製義歯製作においても、CAD/CAM技術の応用は可能になっている（p.60 第7章「2．デジタル技術を用いる方法」参照）。完成した義歯のデジタルデータを保管しておけば、次回はさらに診療時間を短縮することが可能となり、患者と術者の負担も軽減される。

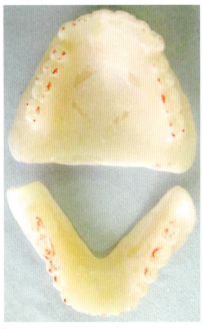

図10　複製義歯の調整
口腔内で粘膜面の適合、咬合調整が終わった複製義歯

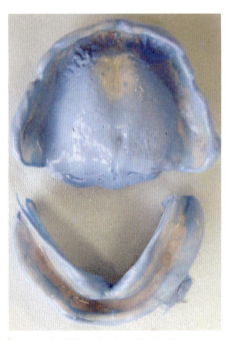

図11　複製義歯を用いた印象採得
同時に咬合採得も完了している。
人工歯の排列位置を修正する場合には、マジックなどで複製義歯に情報を記入する

10 複製義歯のメインテナンス

1 用途に応じたメインテナンス

1）印象用トレー、バイトリム

印象用トレーやバイトリムなどとして活用するときは通常通りの取り扱いで良い。レジンだけでできているか、レジンとワックスの併用かによって注意深く取り扱う。

2）仮義歯、治療用義歯

短期間であれ、仮義歯や治療用義歯として口腔内で使用するときは、複製義歯の仕上げにも注意を払い、汚れがたまらないように義歯の洗浄に努める。

3）スペアー義歯

予備のスペアー義歯として活用する場合は、予備義歯の必要性が生じるまでレジンでできた複製義歯を空中（室温）保管で良い。必要が生じた時点で口腔内に試適し、リラインで補正してから使用する。

4）デジタル記録、保管について

デジタル化の進展に伴い、義歯の良好な状態をデジタル記録、保管をしておき、必要に応じてCAD/CAMでレジンを用いて造形する。それを口腔内で試適し、さらにリラインなどで微調整をしてから使用する。

初版本 “おわりに” より

おわりに

　「複製義歯」の考え方および方法は、現在あるものを通じて患者の過去から現在までをよく観察することにはじまる。すなわち現義歯を通して患者を診ることである。そのうえに積み重ねる具体的方法は、どれも先人の業績によるところが大きい。

　いきなり無歯顎患者に接することはまず無いだろう。少数歯欠損→少数歯残存→無歯顎→再来というのが通常のパターンである。常に新しい環境への移行をなめらかになるよう心掛け、患者の違和感を少なくすることが大切である。その為には個人個人で異なる順応性を見極め、患者を義歯に合わせるのではなく、患者に合わせて処置していく姿勢が必要であろう。

　患者も義歯も変化していくものである。新しく患者に接するとき、名人芸よろしく一発で完璧な義歯を作ろうと考える必要はない。常に現在までのものより、わずかでも良くすることを目標にすれば気が楽であるし、現実的であり、患者も結局楽である。異なる環境から一気に作られた義歯による新環境が、本当に患者に合うぴったりのもののはずがない。なぜなら患者もそれに慣れる環境を整えるまでの余裕が必要であり、新義歯装着直後が最高ということはありえない。慣れを尊重し、慣らしながら今より良くする、このようなとき「複製義歯」は有効な一手段となるであろう。

謝辞

　複製義歯の考え方、方法は「患者にとって楽」なことを目指したものであって、歯科医にとっての “easygoing” を目指したものではない。症例によっては、歯科医にとっても楽なことも多いことは事実であるが、楽なこと、“easygoing” が第一義ではない。患者にとって楽なことを追求するあまり、本法でも技工のうえで通法よりも繁雑なときもあるし、より高度な精密さを要求されることもある。ここに本書中の技工を担当した方々に謝意を表す。

　日本では建前が幅を利かせ、特に成書となるとその傾向がある。しかしここに載せた大多数はきわめて日常的で、むしろ従来からの考え方では刊行をためらう気風すらないでもない。著者はこのような慣れの重要性と患者優位の術式の必要性は高齢者や障害を有する方々の診療を通じて確信をもっていたし、1977 年の Hiroshima J.Med.Sci. などに発表もしていた。 しかしバーミンガム大学の Dr.J.C. Davenport らとの交友がよりこのことに傾倒させたのも事実である。また医局での協力者にも感謝する。

　著者の既報分の転載について快諾いただいた日本歯科評論社、医歯薬出版と、欧文誌からの引用について快諾頂いた Prof.R.M.Basker と Br.Dent.J., J.Prosthet.Dent. および the MacMillan Press Ltd. に謝意を表す。

文献

A）参考文献（ABC順）

1. 阿部賓, 広田正司, 小岸和澄, 宮田孝義, 尾花甚一: 機能的咬合印象法. 歯界展望, 62(2): 213-225, 1983.

2. Adam, C. E.: Technique for duplicating an acrylic resin denture. J. Prosthet. Dent., 8(3): 406-410, 1958.

3. Anderson, J. N. and Storer, R. : Immediate and replacement dentures. 1st ed., pp. 341-347, Blackwell Scientific Publications, Oxford, 1966, 2nd ed., pp.231-237, 239-246, 1973.

4. Azarmehr, P. and Azarmehr, H.Y.: Duplicate dentures. J. Prosthet. Dent., 24(3) :339-345, 1970.

5. Basker, R.M. and Chamberlain, J. B.: A method for duplicating dentures, some clinical applications. Br. Dent. J., 131 : 549-550, 1971.

6. Basker, R. M., Davenport, J. C. and Tomlin, H. R.: Prosthetic treatment of the edentulous patient.1st ed., pp.58-59, The Macmillan Press Ltd., London and Basingstoke, 1976, 2nd ed., p. 57, 1983.

7. Bauman, R. and DeBoer, J.: A modification of the altered cast technique. J.Prosthet. Dent., 47(2) :212-213, 1982.

8. Boos, R. H.: 義歯複製のためのテクニック. Quintessence of Dental Technology, 1(10) :27-35, 1976.

9. Chalifoux, P. R.: Transitional denture technique. J. Prosthet. Dent., 40(6): 682-685, 1978.

10. Chamberlain, J. B. and Basker, R. M.: A method of duplicating dentures. Br. Dent. J., 122: 347-349, 1967.

11. Chick, A.O.: The copying of full dentures. Dent. Prac. Dent. Rec., 13(3) :96-98, 1962.

12. Cooper, J. S. and Watkinson, A. C.: Duplication of full dentures. Br. Dent. J., 141: 344-348, 1976.

13. Davenport, J. C. and Heath, J. R.: The copy denture technique, Variables relevant to general dental practice. Br. Dent.J., 155: 162-163, 1983.

14. Drummond, J. R., Duthie, N. and Yemm, R.: An immediate denture technique for replacing the last natural teeth. Br. Dent. J., 155: 297-299, 1983.

15. Dukes, B. S. , Barnett, M.O. and Kniejski, M. E. : A method for the duplication of complete dentures. JADA, 101: 490-491, 1980.

16. Duthie, N., Lyon, F. F., Sturrock, K. C. and Yemm, R.: A copying technique for replacement of complete dentures.Br. Dent. J., 144: 248-252, 1978.

17. Duthie, N. and Yemm, R. : An alternative method for recording the occlusion of the edentulous patient during the construction of replacement dentures. J. Oral Rehab., 12(2) :161-171, 1985.

18. Gunne, H-S. J., Bergman, B., Enbom, L. and Högström, J. :Masticatory efficiency of complete denture patients. A clinical examination of potential changes at the transition from old to new dentures. Acta Odontol. Scand., 40 (5): 289-297, 1982.

19. Hamada, T.: Anterior teeth restoration in a patient with cerebral palsy. Hiroshima J. Med. Sci., 26(2, 3) : 155-159, 1977.

20. 濱田泰三: 治療用義歯から新義歯への移行. 日本歯科評論, No.458: 103-108, 1980.

21. 濱田泰三, 足立文子: テクニコールを用いた義歯の複製. G. C Circle, No. 36: 9-12, 1980.

22. 濱田泰三, 足立文子: 複製義歯の考え方と臨床応用(上) 考え方. (下)臨床応用. 日本歯科評論, (上)No.453: 45-53. (下) No.454: 47-57, 1980.

23. 濱田泰三, 足立文子, 王俊彦, 山田早苗: 複製義歯の寸法精度について. 広大歯誌, 12(2): 299-302, 1980.

24. 林都志夫, 長尾正憲, 平井敏博：粘膜の調整- 旧義歯による影響をどうするか. 日本歯科評論, No.425: 25-31, 1978.

25. 林都志夫: 高齢者に対する有床義歯の考え方と処置法. 日本歯科評論, No.440: 117-125, 1979.

26. Heath, J. R. and Basker, R. M.: The dimensional variability of duplicate dentures produced in an alginate investment. Br. Dent. J., 144 :111-114, 1978.

27. Heath, J. R. and Johnson, A.: The versatility of the copy denture technique. Br. Dent. J., 150.189-193, 1981.

28. Heath, J. R. and Davenport, J. C.: A modification of the copy denture technique. Br. Dent.J., 153: 300-302, 1982.

29. 平井敏博: 使用中のコンプリート・デンチャーを利用する新義歯作製法. デンタルダイヤモンド, 10(8) :282-285, 1985.

30. Kafandaris, N. M.: Onlay technique for removable dentures. J. Prosthet. Dent. , 53(2): 278-280, 1985.

31. Kirk, G. A. and Holt, J. E.:Final impression trays from existing dentures. J. Prosthet. Dent., 53(3):443, 1985.

32. 小林俊三: 総義歯作製のポイント.老年者歯科, デンタルダイヤモンド社, pp.278-289, 1985.

33. Krug, R. S.: Ceramic flask technique for duplicating a complete denture. J. Prosthet. Dent., 52 (6) : 896-899.1984.

34. Laine, P.: Adaptation to denture-wearing. An opinion survey and experimental investigation. Proc. Finn. Dent. Soc. , 78(Suppl II): 6-149, 1982.

35. Liddelow, K. P.: Dent. Delin., 4: 11, 1953. (Cooper& Watkinson, 1976より引用)

36. Liddelow, K. P.: The prosthetic treatment of the elderly. Br. Dent. J., 117: 307-318, 1964.

37. Manoli, S. G. and Griffin, T. P.: Duplicate denture technique. J.Prosthet. Dent.,21(1): 104-107, 1969.

38. Marcroft, K. R.: Fabrication of identical duplicate dentures. JADA, 64:476-481,1962.

39. Marcroft, K. R., Tencate, R. L. and Hurst, W. W.:Use of a layered silicone rubber mold technique for denture processing. J. Prosthet. Dent., 11 (4): 657-664, 1961.

40. McArthur, D : R.: Individualized impression trays from existing complete dentures. J. Prosthet.Dent., 44(5): 577-581, 1980.

41. 宮地建夫: 複製義歯の考え方と臨床応用. 日本歯科評論, N0.455: 210, 1980 (書評)

42. 虫本栄子, 三谷春保: バー義歯の基礎と臨床. 日本の補綴, 293-313, クインテッセンス出版, 東京, 1981.

43. Nassif,J. and Jumbelic, R.: Duplicating maxillary complete dentures. J. Prosthet. Dent., 52(5): 755-759, 1984.

44. Neill, D. J. and Glaysher, J. K. L.: Identifying the denture space. J. Oral Rehab.,9(3): 259-277, 1982.

45. 西浦恂, 梅田悦通, 桑島恂, 松本光彦: 複製義歯(Duplicating denture) について. 補綴臨床, 12(3): 296-304, 1979.

46. 西浦恂: 総義歯臨床アトラスII-ティッシュ・コンデイショニングからリベースまで. G.C臨床シリーズ, No. 63, 1984.

47. 西浦恂, 冨士田益久: コンプリート・デンチャーの複製法. デンタルダイヤモンド, 10(8): 286-293, 1985.

48. 野谷健治, 福田紳一, 早矢仕啓史, 三木敬一: トライアド・システムによる複製義歯の製作法. 歯界展望, 66(6): 1297-1304, 1985.

49. 尾形和彦, 大番敏行, 能勢浩行, 太田正一, 林克哉: 注入型レジンによる新しい床交換法(復床法)の臨床と技工. 歯科技工, 8(3): 237-247, 1980.

50. 奥野善彦, 前田芳信, 大番敏行, 名倉誠: パーマキュアーシステムによる複製義歯の製作法. G.C Circle, No.41: 1-2, 1983.

51. Polyzois, G. L., Stavrakis, G.A. and Demetriou, P. P.:Dimentional accuracy of duplicate.dentures prepared by different methods. J. Prosthet. Dent., 55(4) :513-517,1986.

52. Quinn, D. M., Yemm, R., Ianetta, R. V., Lyon, F. F. and McTear, J.: A practical form of preextraction records for construction of complete dentures. Br. Dent.J., 160 :166-168, 1986.

53. Ritchie, G. M. and Fletcher, A. M.: Dent. Update, 1: 287, 1974. (Cooper & Watkinson, 1976より引用)

54. Robinson, J. G. A denture-copying technique when providing replacement dentures. J. of Dentistry, 4(1) :15-18, 1976.

55. Scher, E.: A replacement denture technique.Dent. Prac. Dent. Rec., 14 (1): 464-469, 1964.

56. Singer, I. L.: The "zipper" technique for duplicating dentures: final impressions, replica dentures, and a complete denture splint. J. Prosthet. Dent., 33(5): 582-590, 1975.

57. Sprigg, R. H.: Diagnostic procedures using the patient's existing dentures. J. Prosthet. Dent., 49(2): 153-161, 1983.

58. Stafford, G. D. and Hugget, R.: The use of duplicate dentures in complete denturec onstruction. Dent. Prac. Dent Rec., 22 (4): 119-121, 1971.

59. 竹内弘毅: 総義歯の臨床 -パイロットデンチャー -.日本歯科評論, No.432: 120-130, 1978.

60. 田中久敏, 小林琢三, 山田芳夫, 熊谷啓二, 岩本一夫, 菊月圭吾, 根本秀樹: 移行義歯とその製作の省力化について. 歯界展望, 62(2): 273-282, 1983.

61. 寺川国秀, 内田雅則, 武内久幸, 清水巧, 若山正博: 新義歯製作のための旧義歯の修正 -旧義歯のReshape Technic-. 歯科技工 別冊(義歯床用レジンと歯科技工), 180-191, 1982.

62. Thomson, H.: Duplication of complete dentures. Dent. Prac. Dent. Rec., 17 (5) :173-175, 1967.

63. 豊田静夫. 守川雅雄, 山崎純, 藤井哲則: 総義歯製作における一技法 -現義歯を利用する簡便法について- . 補綴臨床, 14(1): 68-79, 1981.

64. 津留宏道, 岡根秀明他：複製義歯を応用した生理学的総義歯 I . 生理学的総義歯の考え方ならびに複製義歯を印象用トレー，咬合床および人工歯配列のガイドとして用いる方法について. The Quintessence, 1(5): 45-57, 同, Ⅱ.複製義歯を暫間義歯あるいは新義歯として用いる方法について.1(6): 68-76. 同, Ⅲ.生理学的総義歯の機能的適

応について. 同, 1(7): 56-61, 1982.

65. Wagner,A.G.: Making duplicate dentures for use as final impression trays. J. Prosthet. Dent., 24(1) : 111-113, 1970.

66. 渡辺清志: 精度の高い複製義歯を製作するためには. 歯科技工, 12(8):1019-1022, 1984.

67. Wierzynski, E., Klaptocz, B. , Pachoński, J. and Szatkowski, R.: One method of duplicating removable dentures. Quintessence Int., 16 (4) :267-269, 1985.

68. Wilson, L. G. and Anderson, G. A. : A denture tray technique for remake dentures. J. Prosthet.Dent., 34(1) :81-85, 1975.

69. Zoeller, G. N. and Beetar, R.F.: Duplicating dentures.J. Prosthet. Dent.,23(3): 346-354, 1970.

B）本文中に参考としたその他の文献（ABC順）

1. 鯵坂一郎, 石川暢彦, 小林増蔵, 別府政次, 松本卓之, 横田晟: 総義歯学への１つの問題提起. 歯界展望, 67(5): 1013-1018, 1986.

2. Glossary of prosthodontic terms (4ed.):J. Prosthet. Dent. , 38(1) : 66-109, 1977.

3. Goodfriend, D. J.: Symptomatology and treatment of abnormalities of the mandibular articulation, Case report. Dental Cosmos, 75: 1106-1111, 1933.

4. 濱田泰三: デンチャープラークコントロール, 永末書店, 京都, 1983.

5. 濱田泰三, 足立文子: ネーム入り義歯, 日本歯科評論, No.473: 165-169, 1982.

6. 濱田泰三, 重頭直文, 玉本光弘, 穴吹昇三：義歯安定剤について, デンタルハイジーン,5(7): 651-657, 1985.

7. 林都志夫, 指宿真澄: 総義歯の咬合面再形成法について その１　咬合器に義歯を装着して行う間接法, デンタルエコー , 50: 1-24. 1979.

8. 林郁志夫, 指宿真澄, 和沢治美: 松風リベースによる総義歯粘膜面の直接再形成法について, デンタルエコー , 54: 1-20, 1981.

9. 補綴用語集: 補綴臨床, 4(1): 139-178, 1971.

10. 賛川勝吉: 瞥問軟質裏装材の組成と粘弾性的性質の関係に関する研究. 口病誌, 53(1):157-183, 1986.

11. 太田俊平: よく噛めてこそ次元の高い総義歯. 歯界展望, 67(5): 1019-1022, 1986.

12. Sears, V. H. Mandibular condyle migrations as influenced by tooth occlusions. JADA,45,179-192.1952.

13. 横田亨: ハイドロキャスト・プログラムへの疑問に答えて(上), (下). 歯界展望, (上)67(5):1049-1059, (下)67(7) : 1453-1461. 1986.

C）第6章「2 歴史的変遷　その2（1987年〜）」に参考とした文献（ABC順）

1. Abbo, B. et al. : Transferring the existing occlusal vertical dimension using a duplicate denture. J Prosthet Dent., Jul; 98(1): 68-69, 2007.

2. AbuJamra, NF. et al. : Evaluation of inter space for implant restorations in edentulous patients: a laboratory technique. J Prothodont., Jun; 9(2): 102-105, 2000.

3. Al-Thobity, AM. et al. : Fabrication of an implant-supported fixed interim prosthesis using a duplicate denture: An alternative technique. J Prosthodont., Jun 22, 2016.

4. Bidra, AS. et al. : Prospective cohort pilot study of 2-visit CAD/CAM monolithic complete dentures and implant-retained overdentures: Clinical and patient-centered outcomes. J Prosthet Dent., May;115(5): 578-586, 2016.

5. Davis, D., Watson, R. : A retrospective study comparing duplication and conventionally made complete dentures for a group of elderly people. Br Dent J., Jul 24; 175(2): 57-60, 1993.

6. Ellis, JS. et al. : Conventional rehabilitation of edentulous patients: the impact on oral health-related quality of life and patient satisfaction. J Prosthodont., Jan-Feb; 16(1): 37-42, 2007.

7. Gorman, MA. et al.: Fabrication of a duplicate denture using visible light-polymerized resin as an interim denture base. J Prosthet Dent., Nov; 96(5): 374-376, 2006.

8. 濱田泰三, 二川浩樹: 在宅高齢者の総義歯を考える　複製義歯の有効性について. 日本歯科医師会雑誌, 52巻12号：1484-1490, 2000.

9. 平井敏博, 田中收, 石島勉: 無歯顎補綴における治療義歯（デンタルテクニクス６),口腔保健協会, 1994.

10. 岩堀正俊, 堺誠, 澤田尚昌, 徐彦彬, 山内六男, 長澤亨: 複製義歯用レジンの物性. 老年歯科医学, 10巻3号: 204-209, 1996.

11. Kamalakidis, SN. et al. : Comprehensive study of acceptance and adaptation to new complete dentures. Using two construction protocols. J Prosthodont., Oct; 25(7): 536-543, 2016.

12. Kawahata, N. et al. : Trial of duplication procedure for complete dentures by CAD/CAM. J Oral Rehabil., Jul; 24(7): 540-548, 1997.

13. Kurahashi, K. et al. : Duplication of complete dentures using general-purpose handheld optical scanner and 3-dimensional printer: Introduction and clinical considerations. J Prosthodont Res., Jan; 61(1): 81-86, 2017.

14. Lindquist, TJ. et al. : Denture duplication technique with alternative materials. J Prosthet Dent., Jan; 77(1): 97-8, 1997

15. 森啓爾: 複製義歯の寸法精度について. 福岡歯科大学学会雑誌, 22巻1号: 91-107, 1995.

16. 村岡秀明: 臨床に即応できる！総義歯吸着への7つのステップ＋Q&A, ヒョーロン・パブリッシャーズ, 2016.

17. Scott, BJ, Forgie, AH, Davis, DM. : A study to compare the oral health impact profile and satisfaction before and after having replacement complete dentures constructed by either the copy or conventional technique. Gerodontology., Jun; 23(2): 79-86, 2006.

18. 下平修, 代田達夫, 佐藤裕二: 上顎広範囲顎欠損症例に対するインプラント顎補綴治療への複製義歯の応用. Dental Medicine Research, 30巻2号: 136-141, 2010.

19. 田中寛, 和田聡子, 祇園白信仁: 訪問診療における意思疎通困難な認知症患者に対する義歯補綴症例の一工夫. 老年歯科医学, 30巻4号: 363-373, 2016.

20. 山田一穂, 野村章子, 伊藤圭一, 丸山満, 田中みか子, 小林博: 歯科訪問診療におけるSilicon-Model-Systemを応用した総義歯治療. 新潟歯学会雑誌, 37巻1号: 23-29, 2007.

21. 山崎史晃, Win-Winの関係を築くコピーデンチャー , Dental Diamond, vol42, No.618: 41-51, 2017.

22. 矢崎秀昭: 複製義歯を応用した咬座印象法による総義歯の臨床, 医歯薬出版, 2006.

23. Zafiropoulos, GG. et al. : An interocclusal recording method for the fabrication of full-arch implant-retained restorations. J Oral Implantol., Jun; 40 Spec No:357-364, 2014.

D) 第7章「2 デジタル技術を用いる方法」に参考とした文献（引用順）

1. Dentsply Sirona, Inc ＜ http://www.sirona.co.jp/jp/products/digital-dentistry/＞; 2017 [accessed 2017.2.28].

2. Global Dental Science, LLC ＜http://www.avadent.com/＞; 2017 [accessed 2017.2.28].

3. Takashi Matsuda, Takaharu Goto, Kosuke Kurahashi, Toshiya Kashiwabara, Tetsuo Ichikawa. Development of a digital impression procedure using photogrammetry for complete denture fabrication. Int J Comput Dent., 19(3):193-202, 2016.

4. Kurahashi K, Matsuda T, Goto T, Ishida Y, Ito T, Ichikawa T. Duplication of complete dentures using general-purpose handheld optical scanner and 3-dimensional printer: Introduction and clinical considerations. J Prosthodont Res., 61 : 81-86, 2017.

5. 金澤学: CAC/CAM技術を応用した全部床義歯製作法. 日補綴会誌, 5 :126-129, 2013.

6. 宮崎隆: Digital Prosthodonticsの変遷と展望. 日補綴会誌, 4 : 123-131, 2012.

7. 水口俊介, 金澤学: 補綴臨床におけるCAD/CAMワークフローの現状と未来 CAD/CAMによって全部床義歯製作のワークフローはどう変わるのか. 日補綴会誌, 7 : 326-331, 2015.

8. 岩城麻衣子, 金澤学, 片瀬実, 丸川文, 松田紗知, 平野滋三ほか: CAD/CAMによる全部床義歯作製に用いる床用材料の評価. 老年歯学, 26 : 244-245, 2011.

9. 倉橋宏輔, 岩脇有軌, 松田岳, 後藤崇晴, 石田雄一, 伊藤照明ほか: 汎用デジタル機器を用いて製作した複製義歯：材料特性と臨床評価. 日補綴会誌, 2017.（in press）

10. Makerbot® Industries, LLC ＜https://eu.makerbot.com/fileadmin/Inhalte/Support/Datenblatt/MakerBot_R__PLA_and_ABS_Strength_Data.pdf#search=%27makerbot+pla+strenght%27＞; 2017 [accessed 2017.2.24].

11. 橋本弘一, 野口八九重, 高橋重雄編: 標準歯科理工学. 東京, 医学書院; 86, 1990.

12. 寺岡文雄, 北原一慶, 多田広宣, 中川正史, 高橋純造: 総義歯の重合後および保存時の変形とその回復. 補綴誌 , 39 : 274-279, 1995.

著者一覧

濱田泰三
広島大学名誉教授、元東北大学教授、日本義歯ケア学会理事長

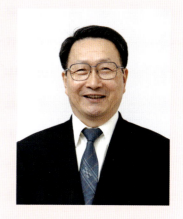

【略歴】
- 1969年　大阪大学歯学部 卒業
- 1973年　大阪大学大学院歯学研究科 修了
- 1981年　広島大学教授
- 1999年　IADR 最優秀科学者賞（補綴インプラント部門）
- 2008年　広島大学名誉教授
　　　　　東北大学教授
- 2012年　東北大学客員教授

【主な著書】
デンチャー プラーク コントロール（永末書店）、複製義歯 －義歯と慣れ－（永末書店）、THE SOFT LINING（デンタルダイヤモンド社）、デンチャーライニング（デンタルダイヤモンド社）

市川哲雄
徳島大学大学院医歯薬学研究部口腔顎顔面補綴学分野教授、日本補綴歯科学会理事長

【略歴】
- 1983年　徳島大学歯学部 卒業
- 1987年　徳島大学大学院歯学研究科博士課程 修了
- 1990年　マサチューセッツ工科大学客員研究員
- 1997年　徳島大学歯学部教授
- 2011年　徳島大学歯学部長

【主な著書】
無歯顎補綴治療学（医歯薬出版）、総義歯を用いた無歯顎治療－口腔解剖学の視点から－（クインテッセンス社）、リンガライズドオクルージョン－義歯の咬合・インプラントの咬合－（医歯薬出版）

永尾　寛	徳島大学病院教授、技工室長 徳島大学大学院医歯薬学研究部口腔顎顔面補綴学分野准教授
渡邉　恵	徳島大学病院講師（歯科そしゃく科）
石田雄一	徳島大学病院講師（歯科そしゃく科）
松田　岳	徳島大学大学院医歯薬学研究部口腔顎顔面補綴学分野特任助教
倉橋宏輔	徳島大学大学院医歯薬学研究部口腔顎顔面補綴学分野
津村希望	徳島大学病院 診療支援部歯科医療技術部門 歯科技工士

この度は弊社の書籍をご購入いただき、誠にありがとうございました。
本書籍に掲載内容の更新や訂正があった際は、弊社ホームページ「追加情報」
にてお知らせいたします。下記のURLまたはQRコードをご利用ください。

http://www.nagasueshoten.co.jp/extra.html

増補版 複製義歯　慣れた義歯こそ高齢者の求める義歯　　　　　　　　　　　ISBN 978-4-8160-1330-0

© 1986. 10. 20　第1版　第1刷　　　　　著　　者　　濱田泰三　市川哲雄
　2017. 10. 19　第2版　第1刷　　　　　発　行　者　　永末英樹
　　　　　　　　　　　　　　　　　　　印刷・製本　　株式会社 シナノ パブリッシング プレス

発行所　株式会社　永末書店
〒602-8446　京都市上京区五辻通大宮西入五辻町69-2
（本社）電話 075-415-7280　FAX 075-415-7290　（東京店）電話 03-3812-7180　FAX 03-3812-7181
永末書店 ホームページ　http://www.nagasueshoten.co.jp

＊内容の誤り、内容についての質問は、編集部までご連絡ください。
＊刊行後に本書に掲載している情報などの変更箇所および誤植が確認された場合、弊社ホームページにて訂正させていただきます。
＊乱丁・落丁の場合はお取り替えいたしますので、本社・商品センター(075-415-7280)までお申し出ください。

・本書の複製権・翻訳権・翻案権・上映権・譲渡権・貸与権・公衆送信権（送信可能化権を含む）は、株式会社永末書店が保有します。

JCOPY　＜(社)出版者著作権管理機構　委託出版物＞
本書の無断複写は著作権法上での例外を除き禁じられています。複写される場合は、そのつど事前に、(社)出版者著作権管理
機構（電話 03-3513-6969、FAX 03-3513-6979、e-mail: info@jcopy.or.jp）の許諾を得てください。